JN013309

看護のための
薬のガイドブック

監修/**内田直樹**
昭和大学医学部
薬理学講座 臨床薬理学部門

サイオ出版

監修

内田直樹
昭和大学医学部薬理学講座臨床薬理学部門

制作

カバーデザイン：Anjelico
カバーイラスト：前田まみ
本文レイアウト：㈲マウスワークス
本文イラスト：井出三左雄、さぼてん、㈱中央美術、日本グラフィックス

はじめに

　現在使われている何千種類という膨大な医薬品は、剤型や規格（異なる成分含有量）も多岐にわたっており、看護師の皆さんは目の前の患者さんが使用している薬を把握するために大変な苦労をされていることと思います。加えて毎年多くの新しい薬が生まれており、最新の医薬品情報を自身の知識にアップデートする重要性は年々高まってきています。

　一方、新薬という形で医療の現場に現れた薬は、先発医薬品としてその有効性や安全性の情報、すなわち膨大な使用経験を積んでいきます。一部の医薬品は、先発医薬品としての特許が満了となった後、別の製薬会社によって後発医薬品（ジェネリック医薬品）として開発される場合があります。現在の医療現場では、そのような後発医薬品の積極的な使用が推奨されていることから、多くの後発医薬品が医療現場で汎用されるなか、医療従事者には先発医薬品のみならず後発医薬品についても理解が求められています。

　本書は代表的な疾患領域において広く用いられている薬を、看護師の皆さんが整理して理解することの助けとなるハンドブックとして作成されました。各疾患領域で使用される医薬品を「薬物群」ごとにまとめて整理するとともに、その薬理作用をできるだけわかりやすく説明を加えています。

　また、それぞれの薬物群にまとめられた医薬品を使用する際、「ナースの目線」で注意するべき最も重要なポイントを「看護師からのポイント」として数点に絞って記載しました。さらには安全にそして効果的な薬物治療を行うために最も注意しなくてはならないポイントを「絶対ダメ」としてまとめました。「絶対ダメ」には投与禁忌となる状況をわかりやすい言葉で説明するとともに、「患者さんに一番近い医療従事者」である看護師だからこそ実践可能な服薬指導についても書いています。

　皆さんが「目の前の患者さん」の薬物治療を理解する際、

「さっ！と取り出して、サクッと確認し、ぱっとしまえる」

　そんなポケットにいつも忍ばすことができる最強のハンドブックとして生かしてもらえることを望んでいます。

内田直樹

凡　例

本文に記載している略語は、以下の通りである。

●「一般名」の例 ─────────────────────────
商 商品名　　　　　**G** ジェネリックあり

●「用法・用量」の例 ───────────────────────
錠 錠剤　　　　　　　**散** 散剤　　　　　　　**細** 細粒剤
顆 顆粒剤　　　　　　**力** カプセル剤　　　　**坐** 坐剤
軟 軟膏剤　　　　　　**DS** ドライシロップ　　**徐放力** 徐放カプセル
OD錠 口腔内崩壊錠　　**徐放錠** 徐放錠　　　　**舌下錠** 舌下錠
点滴注 点滴静注　　　**注** 注射　　　　　　　**皮下注** 皮下注射
筋注 筋肉内注射

CONTENTS

第1章

循環器系の薬

第2章

呼吸器系の薬

第3章

消化器系の薬

第4章

腎・泌尿器系の薬

第5章

内分泌・代謝系の薬

第6章

感染症の薬

【第1章】

循環器系の薬

降圧薬（1）

❶抗レニン薬　❷アンジオテンシン変換酵素（ACE）阻害薬
❸アンジオテンシンⅡ受容体拮抗薬（ARB）

Point

■ 高血圧は本態性高血圧と二次性高血圧に分けられるが、そのうち原因不明である本態性高血圧が約90％を占める。
■ レニン - アンジオテンシン - アルドステロン系（RAA系）に作用する降圧薬は、心不全治療にも有用である。また、心筋保護作用や腎不全進行も抑制する。
■ ARBは高血圧治療ガイドラインで第1選択薬になっている。
■ ACE阻害薬とARBは同様な作用を示すが、ACE阻害薬には咳の副作用があり、ARBにはない

●作用機序●

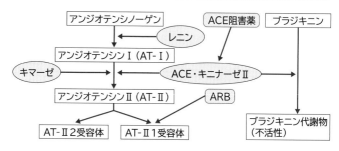

- 抗レニン薬はアンジオテンシノーゲンからアンジオテンシンⅠ（AT-Ⅰ）への生成に必要なレニンを阻害することにより、AT-Ⅰ以降の一連の血圧上昇に関連する生体反応（RAA系）を抑制する（降圧作用の発現）。
- ACE阻害薬は、ACEを阻害し、AT-Ⅰから血管を強力に収縮さ

せるアンジオテンシンII（AT-II）の生成を阻害することで降圧作用を示す。また、ACEはキニナーゼIIと同一酵素なので、キニナーゼIIの阻害が同時に起こるためブラジキニン（咳を惹起させる物質）が増加し、副作用として咳が発現する。

- ARBは、AT-IIの2つの受容体のうち、AT-II1受容体を選択的に遮断することで、AT-II1の作用である血管収縮（血圧上昇）、交感神経の活性化、抗Na利尿（水、Na排泄抑制）、動脈硬化などを阻害し、降圧作用やNa排泄亢進を発現する。

●看護師からのポイント●

- 抗レニン薬のアリスキレンは、抗真菌薬のイトラコナゾールなど、他剤の併用によって血中濃度が高くなるものがあるため、他院（皮膚科）での白癬症治療など、併用薬の確認は重要である。
- ACE阻害薬は乾性の咳が副作用として生じる場合があるので、患者からの聴取は重要である。
- カリウム保持性利尿薬（スピロノラクトンなど）との併用により血中K濃度の上昇に注意する。

●絶対ダメ！●

- RAA系の降圧薬は妊産婦への投与は禁忌となっている。特にACE阻害薬とARBは催奇形性があるので妊婦への投与は絶対禁忌である。
- 血管浮腫の既往がある患者には、高度の呼吸困難を伴う血管浮腫を生じる危険があるので、ACE阻害薬の投与は禁忌である。

	一般名	剤型・規格
❶	アリスキレン 商 ラジレス	錠 150mg
❷	G テモカプリル 商 エースコール	錠 4mg, 2mg, 1mg
	G イミダプリル 商 タナトリル	錠 10mg, 5mg, 2.5mg
	G エナラプリル 商 レニベース	錠 10mg, 5mg, 2.5mg 細 1%（商 エナラート）
	G ペリンドプリル 商 コバシル	錠 4mg, 2mg
	G シラザプリル 商 インヒベース	錠 1mg, 0.5mg, 0.25mg
	G アラセプリル 商 セタプリル	錠 50mg, 25mg, 12.5mg
	G カプトプリル 商 カプトリル	錠 25mg, 12.5mg 徐放錠 18.75mg 細 5%, 1%
	G トランドラプリル 商 オドリック	錠 1mg, 0.5mg
	G ベナゼプリル 商 チバセン	錠 10mg, 5mg, 2.5mg
	G リシノプリル 商 ゼストリル、ロンゲス	錠 20mg, 10mg, 5mg
	キナプリル 商 コナン	錠 20mg, 10mg, 5mg
	デラプリル 商 アデカット	錠 30mg, 15mg, 7.5mg
❸	G ロサルタン ニューロタン	錠 100mg, 50mg, 25mg
	G カンデサルタン ブロプレス	錠 12mg, 8mg, 4mg, 2mg, 1mg OD錠 12mg, 8mg, 4mg, 2mg
	G バルサルタン ディオバン	錠 160mg, 80mg, 40mg, 20mg OD錠 160mg, 80mg, 40mg, 20mg

一般名	剤型・規格
❸ Ｇオルメサルタン オルメテック	錠 40mg, 20mg, 10mg, 5mg OD錠 40mg, 20mg, 10mg, 5mg
Ｇテルミサルタン ミカルディス	錠 80mg, 40mg, 20mg OD錠 40mg, 20mg
Ｇイルベサルタン イルベタン、アバプロ	錠 200mg, 100mg, 50mg OD錠 200mg, 100mg, 50mg
アジルサルタン アジルバ 商ザクラス配合錠 アムロジピンとの配合錠	錠 40mg, 20mg, 10mg

降圧薬（2）

α遮断薬

Point

- α遮断薬は高血圧に適応があり、褐色細胞腫、耐糖能異常、脂質代謝異常、末梢循環障害などがある患者に特によい。前立腺肥大による排尿困難にも用いられる。
- 主に肝代謝なので腎障害のある患者にも減量せずに服用できる
- 早朝の血圧上昇（morning surge）は交感神経の活性亢進が主因なので、α1遮断薬はその抑制に有効である。また睡眠中は交感神経活性が低下しているので、α1遮断薬により夜間降圧が過度にならない
- 初期の速効性α遮断薬であるプラゾシンは、起立性低血圧、動悸などの副作用が問題とされたが、その後、持続性がありα1受容体の選択性が高い薬剤が開発されたため、それらの副作用の発生頻度が減少した

●作用機序●

- α遮断薬は、血管収縮を起すα1作用を遮断することで血管を拡張させ、血圧を低下させる（末梢血管抵抗の低下）。

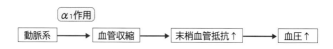

一般名	剤型・規格
ウラピジル 商 エブランチル	力 30mg, 15mg
テラゾシン 商 ハイトラシン、バソメット	錠 2mg, 1mg, 0.5mg, 0.25mg
ブナゾシン 商 デタントール	徐放錠 6mg, 3mg
プラゾシン 商 ミニプレス	錠 1mg, 0.5mg
G ドキサゾシン 商 カルデナリン	錠 4mg, 2mg, 1mg, 0.5mg OD錠 4mg, 2mg, 1mg, 0.5mg

●看護師からのポイント●

- 起立性低血圧 (徐放剤では発生頻度減少) が起こる場合があるので、立ちくらみ、ふらつきなどによる転倒に注意が必要。特に投与初期に注意が必要である。
- めまい、ふらつきなどの副作用が生じることがあるので、高所作業や自動車の運転など危険を伴う作業などには注意が必要である。
- 他の降圧薬との併用で、血圧低下作用が増強する。

●絶対ダメ！●

- 妊婦・産婦には投与しない
- 服薬中の授乳は中止する。

降圧薬（3）

❶非選択性β遮断薬　❷選択性β遮断薬　❸αβ遮断薬

Point

- 選択性β遮断薬は主にβ_1を、非選択性β遮断薬（プロプラノロール）はβ_1、β_2の両方を遮断する
- ISA（内因性交換神経刺激作用）を持つβ遮断薬は、心拍数や心拍出量の減少作用が弱く、過度の徐脈をきたすおそれが少ないので、高齢者に使用しやすい
- β遮断薬は、高血圧・狭心症への適応とともに、頻脈性不整脈に対する適応も有している。

•作用機序•

- β_1遮断作用により、心収縮力抑制、心拍数減少が起こることで、心保護作用、血圧低下作用が得られる。
- また、レニン分泌抑制によるRAA系抑制による降圧効果や、房室伝導抑制による抗不整脈作用（頻脈の抑制）がある。
- β_2遮断作用により、気管支平滑筋収縮（喘息悪化に注意）、子宮収縮（妊婦には禁忌）、インスリン分泌抑制が起こる。
- αβ遮断薬は、β遮断作用による相対的α刺激亢進（血管収縮）による末梢循環障害が少ないが、起立性低血圧に注意が必要である。

•看護師からのポイント•

- 低血糖症状（冷汗、動悸など）をマスクしてしまうことがあるので、糖尿病治療の患者には十分注意をすることが重要。
- 過度なβ作用の抑制により脈拍が毎分50回以下となる場合には、

一般名	剤型・規格
❶ **G** プロプラノロール (ISA-) **商** インデラル	**錠** 10mg **徐放力** 60mg　**注** 2mg
ナドロール (ISA-) **商** ナディック	**錠** 60mg, 30mg
G カルテオロール (ISA+) **商** ミケラン **商** ミケランLAカプセル	**錠** 5mg **徐放力** 15mg
G ピンドロール (ISA+) **商** カルビスケン **商** ブロクリン-Lカプセル	**錠** 5mg **徐放力** 15mg
G ニプラジロール **商** ハイパジール	**錠** 6mg, 3mg
❷ **G** アテノロール (ISA-) **商** テノーミン	**錠** 50mg, 25mg
G ビソプロロール (ISA-) **商** メインテート **商** ビソノテープ	**錠** 5mg, 2.5mg, 0.625mg **テープ剤** 8mg, 4mg, 2mg
G メトプロロール (ISA-) **商** セロケンL **商** ロプレソールSR	**錠** 40mg, 20mg **徐放錠** 120mg
G ベタキソロール (ISA-) **商** ケルロング	**錠** 10mg, 5mg
アセブトロール (ISA+) **商** アセタノール	**力** 200mg, 100mg
G セリプロロール (ISA+) **商** セレクトール	**錠** 200mg, 100mg
ランジオロール **商** オノアクト **商** コアベータ	**点滴注** 150mg, 50mg **注** 12.5mg
❸ **G** カルベジロール **商** アーチスト	**錠** 20mg, 10mg, 2.5mg, 1.25mg
G アロチノロール **商** アルマール	**錠** 10mg, 5mg

一般名	剤型・規格
❸ アモスラロール 商 ローガン	錠 10mg
ベバントロール 商 カルバン	錠 100mg, 50mg, 25mg
G ラベタロール 商 トランデート	錠 100mg, 50mg

改めて診察を受ける必要がある。患者に日常生活の中で徐脈が過度になっていないかを確認することが重要である。

- 洞房ブロックや房室ブロック（2〜3度）には投与禁忌であるため、患者に"脈が飛ぶ"などの不整脈の有無を確認することは重要である。

●絶対ダメ！●

- 妊婦や授乳中の患者には投与しない。
- 喘息、気管支痙攣のおそれのある患者に非選択性β遮断薬は投与禁忌である。
- 壊疽などの重度末梢循環障害のある患者は投与禁忌である。

降圧薬（4）

❶中枢性α₂刺激薬　❷末梢性交感神経抑制薬

Point

- 高血圧治療ガイドライン2019（JSH2019）では、高血圧の基準を収縮期圧140mmHg以上または拡張期圧90mmHg以上としている。
- 降圧目標は75歳未満では130／80mmHg未満、75歳以上では140／90mmHg未満としている。また、冠動脈疾患の降圧目標は130／80mmHg未満と定めている。
- 微量アルブミン尿、蛋白尿を合併しない糖尿病では、第一選択薬としてRAA系阻害薬、Ca拮抗薬、利尿薬としている。

●作用機序●

- α受容体はα₁とα₂のサブタイプがあり、末梢のα₁受容体を遮断すると、血管収縮が抑制され（血管拡張作用）血圧は低下する（降

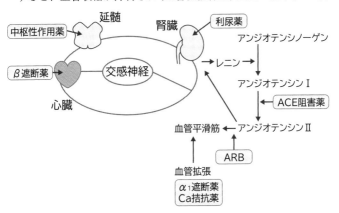

21

	一般名	剤型・規格
❶	クロニジン 商カタプレス	錠 150μg、75μg
	グアナベンズ 商ワイテンス	錠 2mg
	Ｇメチルドパ 商アルドメット	錠 250mg、125mg
❷	レセルピン 商アポプロン	錠 0.25mg 散 1% 注 1mg、0.5mg、0.3mg
	商ベハイドRA配合錠	ヒドロクロロチアジドとの配合剤

圧薬2参照)。

- 一方、中枢(脳など)にあるα_2受容体を刺激すると、末梢の交感神経の活動(α_1作用)が抑制され、血管拡張による血圧低下が起こる。
- レセルピンは、シナプス小胞へのカテコールアミンの取り込みを阻害することで、シナプス小胞内のカテコールアミン(ノルアドレナリン)を枯渇させ、アドレナリン作動性シナプスでの興奮伝達を遮断することにより降圧作用を示す。

•看護師からのポイント•

- 急な服用の中止によってリバウンド現象(血圧の上昇、神経過敏、頭痛など)が発現することがあるので、治療上の方針などであっても中止場合には、徐々に投与量を減らすことが必要である。患者の判断で急に中止することがないように、服薬の注意を十分理解することが重要である。
- 眠気、めまい、脱力感などがあらわれる場合があるので、自動車の運転など危険を伴う作業には注意する
- また、アルコール摂取や中枢抑制薬の併用により、鎮静作用が増強することがあるので注意する。

- レセルピンはうつ病、うつ状態が発現する場合があるので、患者の精神的な状態の観察を十分にすることが重要である。

●絶対ダメ！●

- レセルピンは自殺傾向、抑うつ傾向がある患者には使用してはいけない。
- 妊婦・産婦（授乳中）への投与は禁忌である。

昇圧薬

❶重症時　❷軽症時

Point

- 昇圧薬は、慢性の低血圧の軽度な場合と、ショックなどの重症な場合の両方に使用され、症状により薬剤を選択する。
  1. 重症時：急性低血圧の補助治療、ショック時の補助治療（ドパミン、ドブタミンは急性循環不全）
  2. 軽症時：起立性低血圧、透析時低血圧（アメジニウム、ドロキシドパ）、本態性低血圧（ドロキシドパは除く）
- 低血圧の基準は収縮期血圧が100mmHg以下である。
- 現在使用されている交感神経刺激薬のアドレナリンは合成されたものである

●作用機序●

- 昇圧薬は、主に交感神経刺激薬が使用され、交感神経系のα_1受容体やβ_1受容体を刺激することにより昇圧作用を示す。

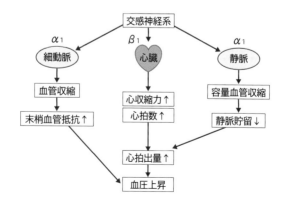

一般名	剤型・規格
❶ **G**アドレナリン **商**ボスミン	**注** 1mg
ノルアドリナリン **商**ノルアドリナリン	**注** 1mg
Gドパミン **商**イノバン	**注** 200mg、100mg、50mg
Gドブタミン **商**ドブトレックス	**注** 100mg
エチレフリン **商**エホチール	**注** 10mg **錠** 5mg
❷ **G**アメジニウム **商**リズミック	**錠** 10mg
Gミドドリン **商**メトリジン	**錠** 2mg
Gドロキシドパ **商**ドプス	**力** 200mg、100mg **OD錠** 200mg、100mg **細** 20%

- ノルアドレナリンはドパミンから変換されてつくられる。脳内のドパミンが不足するパーキンソン病では脳内のノルアドレナリンの不足により、立ちくらみやふらつき症状が発現するため、ノルアドレナリンの前駆物質のドロキシドパは、パーキンソン病にともなう、すくみ足や立ちくらみ、ふらつきなどの症状改善を目的として使用される。

●看護師からのポイント●

- 起立性低血圧に使用する薬物には、妊娠中の使用を避ける必要があるため、妊娠の可能性に注意することが重要である。
- 交感神経系への作用のため、残尿を伴う前立腺肥大や閉塞隅角緑内障への投与は禁忌となっている。泌尿器科や眼科など、他院への受診の有無を十分に確認する必要がある。

- 交感神経系に作用する薬物（カテコラミン製剤、アドレナリン作動薬、抗精神病薬など）を投与している患者に使用禁止となっているが、救命処置のためやむを得ず使用する場合には、心電図モニターなどにより全身状態を注意深く観察することが重要である。

●絶対ダメ！●

- 褐色細胞腫や甲状腺機能亢進症など、交感神経の働きが過剰となっている疾患の合併している場合には、投与は禁忌である。
- 心室性頻拍が起こっているときには投与禁忌である。

心不全治療薬（1）
利尿薬

❶ループ利尿薬　❷サイアザイド系利尿薬　❸K保持性利尿薬
❹バソプレシン受容体拮抗薬

Point

■ 利尿薬は、心不全の第1選択薬として重要な薬であるが、高血圧治療
にも用いられる。

■ 心不全は、肺うっ血や末梢の浮腫症状が現れる。そのため利尿薬は腎
臓でのNaや水の排泄を増加させて循環血液量を減少させるために使
用される。

■ 利尿薬の使用により末梢血管抵抗が減少するため、高血圧にも使用さ
れる。

■ サイアザイド系利尿薬は、利尿作用が弱いので、主に降圧薬として使
用する。

■ ループ系利尿薬は、利尿作用は強いが降圧効果は弱く、腎機能を悪化
させない。効果は速効性で持続時間は短い。

■ カリウム（K）保持性利尿薬は利尿効果は弱いが、K保持性があるため、
ループ系やサイアザイド系との併用が多い。

■ バソプレシン受容体拮抗薬は電解質排泄を伴わない水利尿になるた
め、使用時の電解質の変化には注意が必要である。

●作用機序●

• 各薬剤は、腎臓の各部位に作用して利尿効果を示す。

• なお、炭酸脱水酵素阻害薬（アセタゾラミド）は、利尿薬に分類
されるが、降圧薬・心不全には使用されない。

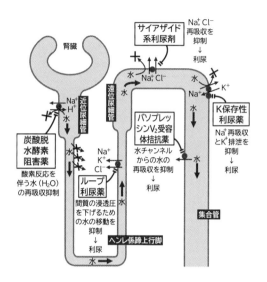

	一般名	剤型・規格
❶	G フロセミド 商 ラシックス	錠 40mg、20mg、10mg 力 40mg 細 4% 注 100mg、20mg
	G アゾセミド 商 ダイアート	錠 60mg、30mg
	G トラセミド 商 ルプラック	錠 8mg、4mg OD錠 8mg、4mg
	ブメタニド 商 ルネトロン	錠 1mg 注 0.5mg
❷	G トリクロルメチアジド 商 フルイトラン	錠 2mg、1mg
	G ヒドロクロロチアジド	錠 25mg、12.5mg OD錠 12.5mg
	G メフルシド 商 バイカロン	錠 25mg

一般名	剤型・規格
❷ インダパミド 商 テナキシル 商 ナトリックス	錠 2mg、1mg
トリパミド 商 ノルモナール	錠 15mg
ベンチルヒドロクロロチアジド 商 ベハイド	錠 4mg
メチクラン 商 アレステン	錠 150mg
❸ G スピロノラクトン 商 アルダクトンA	錠 50mg、25mg 細 10%
トリアムテレン 商 トリテレン	カ 50mg
カンレノ酸カリウム 商 ソルダクトン	注 200mg、100mg
❹ トルバプタン 商 サムスカ	錠 30mg、15mg、7.5mg 顆 1%

•看護師からのポイント•

- 急激な利尿作用が現れることがあるので、電解質異常や脱水に注意が必要となる。使用方法を誤ると危険であるため、用法・用量を患者が理解していることの確認が重要である。

•絶対ダメ！•

- トルバプタンは動物実験で催奇形性及び胚・胎児死亡と、乳汁中への移行が報告されているため、妊婦、産婦、授乳婦等への投与は禁忌である。

心不全治療薬（2）
β遮断薬・強心薬

❶β遮断薬　❷ジギタリス製剤　❸HCNチャンネル遮断薬
❹α型ヒト心房性ナトリウム利尿ポリペプチド（α-hANP）製剤

Point

■ 2017年に急性心不全と慢性心不全の診療ガイドラインが統合された。

■ 主な治療戦略は、心臓の仕事量の軽減（β遮断薬・HCNチャンネル遮断薬・利尿薬）、心機能の増強（ジギタリス製剤）と心筋の保護（RAA系）である。

■ 新しい作用機序のイバブラジンは、既存の薬物療法を実施しても心拍数が高い患者に用いられる。

■ α型ヒト心房性ナトリウム利尿ポリペプチド（α-hANP）は心房から分泌されるホルモンであり、心不全改善効果がある。

■ ジギタリス製剤は心不全のほか、心房細動・粗動や上室性頻拍にも用いられる。

●作用機序●

• イバブラジンは心臓の洞結節のHyperpolarization-activated cyclic nucleotide-gated（HCN）チャネルを遮断して心臓のペース

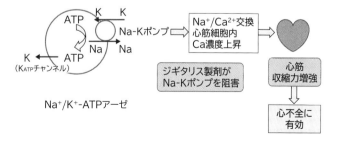

Na^+/K^+-ATPアーゼ

	一般名	剤型・規格
❶	🄖 ビソプロロール 🄐 メインテート	🄬 5mg、2.5mg、0.625mg
❷	ジゴキシン 🄐 ジゴキシン ジゴシン注	🄬 0.25mg、0.125mg、0.0625mg 🄭 0.1% 🄪 0.25mg
	デスラノシド 🄐 ジギラノゲン注	🄪 0.4mg（0.02% 2mL）
	🄖 メチルジゴキシン 🄐 ラニラピッド	🄬 0.1mg、0.05mg
❸	イバブラジン 🄐 コララン	🄬 2.5mg、5mg、7.5mg
❹	カルペリチド 🄐 ハンプ	🄪 1000μg

　　メーカー電流を抑制することで心拍数を減少させ、心筋の仕事量
　を軽減させる。
- α-hANPの利尿作用や血管拡張作用による血圧低下や循環血液
　量の減少が、心筋の仕事量の軽減に寄与する。
- ジギタリス製剤の心筋収縮増強作用による心拍出量の増加によっ
　て心不全を改善する。
- RAA系（レニン-アンジオテンシン-アルドステロン系）の働きを
　抑制する薬物には、抗レニン薬、ACE阻害薬、ARBなどがあるが、
　心筋保護作用を有するため心不全治療の用いられる。

•看護師からのポイント•

- ジギタリスは有効量と中毒量が近い（治療域が狭い）ため、ジギ
　タリス中毒の発現に注意が必要である。初期症状として食欲不振
　や吐き気、嘔吐、かすみ目、脈拍数の低下、脱力感、下痢などが
　ある。そのような症状の有無の問診が重要である。
- ジギタリスの血中濃度のモニタリング（TDM：Therapeutic

Drug Monitoring）を行う場合の採血は、朝の服用直前であるため、検査日には朝食を取らないように注意することが必要である。
- 心不全患者は比較的高齢であることが多いため、他の疾患の合併のため併用薬が多い場合がある。それによる薬物相互作用の発生に危険性が高いことからも、適切な服薬順守が必要であることを十分に理解させることが重要である。

●絶対ダメ！●

- アルミニウムやマグネシウムを含む制酸剤は、ジギタリスの吸収を阻害するので、患者が自己判断で市販の胃薬などを服用しないように指導することが重要である。

抗不整脈薬

Point

■ 心臓が規則正しく動くのは、心臓の洞結節が一定間隔で心臓に刺激を
出し、心臓全体に伝達されて心筋を収縮させているためである。刺
激伝統の異常により脈が遅くなったり（徐脈性不整脈）早くなったり
（頻脈性不整脈）、リズムが狂うなどの症状が不整脈である。

■ 放置してもよい不整脈もあれば、致死的なものもある。上室性期外収
縮は、重症化しても致死的になることは少ないが、心室性期外収縮
は心室頻拍や心室細動になれば急死の危険もあり得る。

●作用機序●

• 心臓の収縮にはNa、K、Caイオンが深く関与している。これら
のイオンの動きを調整することで、心筋細胞の不応期（新たな刺

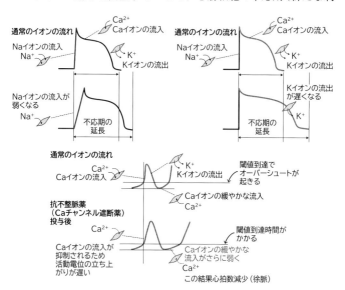

激に反応しない期間)を延長し抗不整脈作用を発現する。

- 抗不整脈薬は、作用するイオンチャンネル(電気生理学的作用)により分類(Vaughan Williams分類:表中のⅠ〜Ⅳ)されている。

		一般名	剤型・規格
Ia	Naチャンネル抑制 APD延長	Ⓖ キニジン 商	錠 100mg
		Ⓖ シベンゾリン 商 シベノール静注	錠 100mg、50mg 注 70mg
		Ⓖ ジソピラミド 商 リスモダン	力 100mg、50mg 徐放錠 150mg 注 50mg
		ピルメノール 商 ピメノール	力 100mg、50mg
		プロカインアミド 商 アミサリン	錠 250mg、125mg 注 200mg、100mg
Ib	Naチャンネル抑制 APD短縮	Ⓖ アプリンジン 商 アスペノン	力 20mg、10mg 注 100mg
		Ⓖ メキシレチン 商 メキシチール	力 100mg、50mg 注 125mg
Ic	Naチャンネル抑制 APD不変	Ⓖ フレカイニド 商 タンボコール	錠 100mg、50mg 注 50mg 細 10%
		Ⓖ ピルシカイニド 商 サンリズム	力 50mg、25mg 注 50mg
		プロパフェノン 商 プロノン	錠 150mg、100mg
Ⅱ	β受容体遮断薬	エスモロール 商 ブレビブロック	注 100mg
		ブフェトロール 商 アドビオール	錠 5mg

APD:活動電位持続時間(脱分極時の電位の持続時間)
β遮断薬は、抗不整脈のみに適応がある品目を提示。他の適応については他章を参照。

	一般名		剤型・規格
Ⅲ	Kチャンネル抑制 APD延長	🇬 アミオダロン 🏪 アンカロン	錠 100mg 注 150mg
		ソタロール 🏪 ソタコール	錠 80mg、40mg
		ニフェカラント 🏪 シンビット	注 50mg
Ⅳ	Ca拮抗薬	他章を参照	

●看護師からのポイント●

- 抗不整脈の多くは、血中濃度の治療域（有効血中濃度と中毒濃度の間隔）が狭い。併用薬により薬物動態の影響を受けることで、予測以上に高い血中濃度となったり、有効濃度を下回ることが懸念されるため、併用薬の有無には注意が必要である。
- アミオダロンは半減期が19〜53日と長く、投与中止後も効果が持続するので注意する。

●絶対ダメ！●

- ソタロールはKチャンネル阻害薬に分類されているが、β遮断作用を併せもつため、喘息や気管支痙攣の患者では投与禁忌となっている。

Ca 拮抗薬

❶ジヒドロピリジン系　❷非ジヒドロピリジン系

Point

■ カルシウム（Ca）拮抗薬は高血圧症や狭心症に使用される。
■ 化学構造により主に2つに分類される。ジヒドロピリジン系は血管選択性が高く、血管拡張作用が強い。一方、非ジヒドロピリジン系は心抑制作用が強く心拍数が減少する。
■ 異なる降圧作用をもつ薬との合剤が販売されている（例：ミカトリオ配合錠：テルミサルタン／アムロジピンベシル酸塩／ヒドロクロロチアジド）。
■ 非ジヒドロピリジン系のベラパミルには高血圧の適応はなく、狭心症と抗不整脈薬（VW分類のクラスIV群）として用いられる。

●作用機序●

- Ca拮抗薬は、Caの細胞内への流入を選択的に抑制する。そして血管拡張作用による降圧作用（末梢血管抵抗の減少）、狭心症発作予防と心筋収縮力の抑制、刺激電動抑制作用（心拍数減少）を示す。

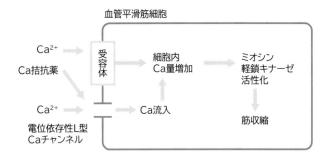

一般名	剤型・規格
❶ アラニジピン 商 サプレスタ、ベック	力 10mg、5mg 顆 2%
エホニジピン 商 ランデル	錠 40mg、20mg、10mg
バルニジピン 商 ヒポカ	力 15mg、10mg、5mg
Ｇ アゼルニジピン 商 カルブロック	錠 16mg、8mg
Ｇ アムロジピン 商 ノルバスク、アムロジン	錠 10mg、5mg、2.5mg OD錠 10mg、5mg、2.5mg
Ｇ シルニジピン 商 アテレック	錠 20mg、10mg、5mg
Ｇ ニカルジピン 商 ペルジピン	錠 20mg、10mg 散 10% 徐放力 40mg、20mg 注 25mg、10mg、2mg
Ｇ ニソルジピン 商 バイミカード	錠 10mg、5mg
Ｇ ニトレンジピン 商 バイロテンシン	錠 10mg、5mg
Ｇ ニフェジピン 商 アダラート、セパミット	錠 20mg、10mg 細 2% 力 10mg、5mg 徐放力 20mg、10mg 徐放錠 40mg、20mg、10mg
Ｇ ニルバジピン 商 ニバジール	錠 4mg、2mg
Ｇ フェロジピン 商 スプレンジール	錠 5mg、2.5mg
Ｇ ベニジピン 商 コニール	錠 8mg、4mg、2mg
Ｇ マニジピン 商 カルスロット	錠 20mg、10mg、5mg

一般名	剤型・規格
❷ G ジルチアゼム 商 ヘルベッサー	錠 60mg、30mg 徐放力 200mg、100mg 注 250mg、50mg、10mg
G ベラパミル 商 ワソラン	錠 40mg、30mg

•看護師からのポイント•

- 一部のCa拮抗薬ではグレープフルーツジュースとの併用により、薬物の吸収過程で起こる薬物代謝が阻害され薬物血中濃度上昇を起こす。薬は適切に水で服用するよう指導する。

•絶対ダメ！•

- ニフェジピンの軟カプセルから薬剤を取り出し、即効性を期待して舌下投与などはしてはいけない（過度の降圧や反射性頻脈が起こる危険性がある）。
- 徐放剤や徐放カプセルを服用するときに、噛んだりカプセルから薬物を出すと急激な血中濃度の上昇を起こす危険があるので、絶対に薬剤に手を加えない。
- 妊婦、授乳中の投与は禁忌となっている。

虚血性心疾患治療薬

硝酸薬（ニトロ剤）

Point

- 心筋に血液を供給する冠動脈が狭くなったり、痙攣して十分な血液が流れないことを虚血性心疾患といい、狭心症と心筋梗塞がある。
- 狭心症では心筋は回復するが、心筋梗塞では血栓などで血管が閉塞し、心筋は壊死して回復しない。
- 硝酸薬は狭心症や心筋梗塞の治療の中心的な薬である。
- 発作時に使用する薬と、発作を予防するに大きく分けられる。

●作用機序●

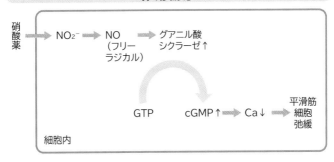

●看護師からのポイント●

- 内服しても無効であるため、発作時の使用では必ず舌下投与にする。
- スプレー剤の投与では、口腔内に薬剤を留めておき、薬を飲みこまない（内服しない）。また、深く息を吸い込んだりして、気道に薬が入らないように注意する。
- 薬理作用で血管が拡張することにより、血圧が下がる場合がある

一般名	剤型・規格
G 二硝酸イソソルビド **商** フランドル **商** ニトロール	**錠** 20mg、5mg　**テープ剤** 40mg **カ** 20mg（徐放カプセルあり） **スプレー剤** 1.25mg **注** 25mg、5mg **点滴注** 100mg、50mg
G モノ硝酸イソソルビド **商** アイトロール	**錠** 20mg、10mg
G ニトログリセリン **商** ミニトロテープ **商** バソレーターテープ **商** ミリステープ **商** ニトロダーム **商** ミオコールスプレー	**テープ剤** 27mg、5mg **舌下錠** 0.3mg **注** 50mg、25mg、5mg、1mg **スプレー剤** 0.3g

ため、起立性低血圧には注意する。投与は座位でするように指導する。

- 発作が15～20分以上続く場合には、速やかに医療機関を受診するように指導する。
- グアニル酸シクラーゼ刺激作用を有するリオシグアト（商品名 アデムパス錠）との併用により降圧作用が増強し、過度に血圧を低下させることがあるので、本剤投与前に併用の有無を十分に確認することが重要である。
- 閉塞隅角緑内障の患者には投与禁忌となっているため、眼科受診歴などの問診は重要である。

●絶対ダメ！●

- ホスホジエステラーゼ5阻害作用を有する薬剤との併用により作用が増強し、過度の血圧低下を起こす危険があるので、シルデナフィル（商品名：バイアグラ、レバチオ）、バルデナフィル（商品名：レビトラ）、タダラフィル（商品名：シアリス、アドシルカ、ザルティア）との併用は禁忌である。

【第2章】

呼吸器系の薬

気管支喘息治療薬（1）

❶吸入ステロイド薬（ICS）　❷吸入合剤（2種：ICS＋LABA）
❸吸入合剤（3種：ICS＋LABA＋LAMA）

Point

■ 気管支喘息治療薬には，発作予防薬（発作予防の目的で継続的に使用）
と発作治療薬（喘息発作治療の目的で短期的に使用）に分けられる。

■ 発作予防薬（コントローラー）には吸入ステロイドが主に使用される
が，長時間作用型β2刺激薬（LABA）や長時間作用型抗コリン薬
（LAMA）との併用が現在は主流となっている。

■ コントローラーとして用いられる吸入薬には，吸入ステロイドと
LABAの2合剤の吸入薬に加えて，LAMAを加えた3合剤がある。

●作用機序●

• 気管支喘息の疾患の本体として考えられている気道の慢性的な炎
症に対して吸入ステロイドや抗アレルギー薬が用いられる。

• 気管支平滑筋はアドレナリンのβ2刺激により弛緩するため，β
2刺激薬の投与により気管支は拡張する。

●看護師からのポイント●

• 吸入ステロイドを使用している患者さんには、口腔カンジダ症の
予防のため、吸入後のうがいをしっかり指導することが重要であ
る。

• 発作予防薬は、発作がないときにもしっかりと使用していること
が重要である。自己判断で薬の量を調整すると予防効果が不十分
になり発作再発の危険性が増すので、体調が良くても服薬の指示
は守ることが重要である。

• 吸入ステロイド薬は、品目ごとに吸入器の形状や使用法が異なる

一般名	剤型・規格
❶ **G** ブデソニド **商** パルミコート	**吸入薬** 200、100μg **吸入液** 0.5mg、0.25mg
シクレソニド **商** オルベスコ	**吸入薬** 200、100、50μg
フルチカゾンフランカルボン酸 **商** アニュイティ	**吸入薬** 200、100μg
フルチカゾンプロピオン酸塩 **商** フルタイド	**エアゾル製剤** 100、50μg **ディスカス** 200、100、50μg **ロタディスク** 200、100、50μg
ベクロメタゾン **商** キュバール	**エアゾル製剤** 100、50μg
モメタゾン **商** アズマネックス	**エアゾル製剤** 200、100μg
❷ サルメテロール / フルチカゾン **商** アドエア	(規格は合剤中のステロイド量) **エアゾル製剤** 250、125、50μg **ディスカス** 500、250、100μg
ビランテロール / フルチカゾン **商** レルベア	(規格は合剤中のステロイド量) **吸入薬** 200、100μg
ホルモテロール / フルチカゾン **商** フルティフォーム	(規格は合剤中のステロイド量) **エアゾル製剤** 125、50μg
G ホルモテロール / ブデソニド **商** シムビコート	(規格は合剤中のステロイド量) **吸入薬** 160μg
❸ ビランテロール / フルチカゾン / ウメクリジニウム **商** テリルジー	(規格は合剤中のステロイド量) **吸入薬** 100μg
ホルモテロール / ブデソニド / グリコピロニウム **商** ビレーズトリ	(規格は合剤中のステロイド量) **吸入薬** 160μg

ことや、剤型もドライパウダーやエアゾール製品など複数存在する。患者が正しく吸入薬を使用することが喘息発作予防には重要であるため、使用法を正しく理解しているかを確認することは重要である。

- ステロイドには免疫機能を抑制する作用を併せ持つことから、呼吸器感染症や結核性疾患、全身の真菌症を合併している患者には投与禁忌である。

気管支喘息治療薬（２）

❶抗アレルギー薬　❷気管支拡張薬（キサンチン誘導体）
❸抗IgE抗体

Point

- 発作治療薬（リリーバー）には主として短時間作用型β２刺激薬、短時間作用型抗コリン薬、テオフィリン薬（点滴静注）、ステロイドがある。
- 抗アレルギー薬やテオフィリン薬（内服薬）は、発作予防薬（コントローラー）として用いられる。
- 気管支喘息では様々な炎症細胞由来のケミカルメディエーターが関与しているため、抗アレルギー薬が治療薬としての有効性が高い。
- 近年、気管支喘息に関与するIgE抗体の働きを阻害する抗IgE抗体製剤が使用されるようになった。

●作用機序●

- アレルギー物質（抗原）の刺激により肥満細胞から気管支収縮を引き起こす物質（ヒスタミンやロイコトリエンなどのケミカルメディエーター）が遊離されると、喘息発作（気管支収縮）が起こる。
- 抗アレルギー薬やステロイドは、気管支収縮物質による収縮を抑制する。
- 気管支喘息の治療薬として用いられる抗アレルギー薬には、肥満細胞からのケミカルメディエーターの遊離抑制作用、抗ヒスタミン作用、抗ロイコトリエン作用、抗トロンボキサンＡ２作用によるものがある。
- キサンチン誘導体は、アデノシン拮抗作用とホスホジエステラーゼ（PDE）阻害作用により、気管支平滑筋内のcAMPを増加させて気管支を拡張する。

	一般名	剤型・規格
❶	**G** クロモグリク酸 **商** インタール	**エアロゾル** 1mg **吸入液** 1%
	G ペミロラスト **商** アレギサール **商** ペミラストン	**錠** 10mg、5mg **DS** 0.5%
	G オザグレル **商** ドメナン	**錠** 200mg、100mg
	G ラマトロバン **商** バイナス	**錠** 75mg、50mg
	セラトロダスト **商** ブロニカ	**錠** 80mg、40mg **顆** 10%
	G トラニラスト **商** リザベン	**力** 100mg、 **顆** 10%、**DS** 5%
	G スプラタスト **商** アイピーディ	**力** 100、50mg
	G プランルカスト **商** オノン	**力** 112.5mg **DS** 10%
	G モンテルカスト **商** シングレア **商** キプレス	**錠** 10mg、5mg、**OD錠** 10mg **チュアブル錠** 5mg **細** 4mg
❷	**G** アミノフィリン **商** ネオフィリン	**錠** 100mg **注** 250mg
	G テオフィリン **商** テオドール、テオロング **商** ユニコン	**錠** 400、200、100、50mg **力** 200mg、100mg **DS** 20%、**顆** 20%
	プロキシフィリン **商** モノフィリン	**錠** 200mg、100mg **注** 200mg
❸	オマリズマブ **商** ゾレア	**皮下注** 150mg、75mg
	ベンラリズマブ **商** ファセンラ	**皮下注** 30mg
	メポリズマブ **商** ヌーカラ	**皮下注** 100mg

46

- 抗IgE抗体は、肥満細胞の刺激に関与しているIgE抗体の働きを阻害することで気管支喘息への治療効果を発現する。
- 発作治療薬（リリーバー）として用いられる短時間作用型β2刺激薬や短時間作用型抗コリン薬は、慢性閉塞性肺疾患（COPD）の治療においても用いられる（気管支拡張薬の章を参照）。

●看護師からのポイント●

- 気管支喘息の治療には、薬物治療に加えて患者の生活指導が重要。禁煙指導や自分のアレルギー物質（アレルゲン）からの回避を指導することが大事である。

●絶対ダメ！●

- キサンチン誘導体（テオフィリン、アミノフィリンなど）は、交感神経刺激薬の効果を増強する恐れがある。喘息治療ではβ刺激薬が併用される場合が多いため、患者の併用薬に十分注意する必要がある。

気管支拡張薬（1）

Point

■ 気管支拡張薬には，β2刺激薬，キサンチン誘導体，抗コリン薬があり，気管支喘息や慢性閉塞性肺疾患（COPD）などで気道収縮がある際に気管支を拡張する目的で使用される。

■ β2刺激薬の短時間作用型（SABA）は発作治療薬（リリーバー）として，長時間作用型（LABA）は発作予防薬（コントローラー）として用いられる。

●作用機序●

• 交感神経のβ2刺激作用によって気管支平滑筋が弛緩するため、気管支が拡張する。

• 現在の創薬技術では、完全にβ1作用とβ2作用を分離した薬物を合成することはできないため、「選択的β2刺激薬」と書かれていても、大量服用や頻回吸入によりβ1作用が発現するため副作用の危険性が増える。

●看護師からのポイント●

• 気管支拡張薬の吸入薬は、それぞれの品目によって使い方や吸入器具が異なるので、正しく吸入器を使用できるように十分説明することが重要である。

• 吸入液を調整してネブライザーで吸入する場合、濃度の調整には十分注意するとともに、吸入中に副作用が発現した場合には速やかに吸入を中止するように十分な注意指示することが重要である。

	一般名	剤型・規格
❶	**G** サルブタモール **商** サルタノール **商** ベネトリン **商** アイロミール	**錠** 2mg、**シロップ** 0.04% **吸入薬** 100μg **吸入液** 0.5%
	G フェノテロール **商** ベロテック	**シロップ** 0.05% **吸入薬** 100μg
	G テルブタリン **商** ブリカニール	**錠** 2mg、**シロップ** 0.5mg **細** 1%、**皮下注** 0.2mg、
	G トリメトキノール **商** イノリン	**錠** 3mg、**散** 1% **シロップ** 0.1%、**吸入液** 0.5%
	l-イソプレナリン **商** プロタノール	**注** 1mg、0.2mg
	G dl-メチルエフェドリン **商** dl-メチルエフェドリン	**錠** 25mg、**散** 10% **注** 40mg
	G プロカテロール **商** メプチン	**錠** 50μg、25μg（ミニ錠） **顆** 0.01%、**吸入液** 0.01% **吸入薬** 10μg、5μg
	G クレンブテロール **商** スピロペント	**錠** 10μg
❷	サルメテロール **商** セレベント	**ロタディスク** 50μg、25μg **ディスカス** 50μg
	G ホルモテロール **商** オーキシス	**吸入薬** 9μg
	インダカテロール **商** オンブレス、ウルティブロ	**吸入力** 150μg
	G ツロブテロール **商** ホクナリン、ベラチン	**錠** 1mg、**DS** 0.1% **テープ剤** 2mg、1mg、0.5mg

- 発作が発現した場合の救済薬として短時間作用型の気管支拡張薬を用いるが、発作の消失に複数回の吸入が必要であった場合には、速やかに医療機関を受診するように患者に十分な説明をすることが重要である。

- 発作時にβ2刺激薬を使用する場合には、頓用使用に留めて、過度に使用しないこと（不整脈や心停止の危険がある）。
- 吸入後に発作が改善しない場合でも、必ず一定時間あけて2回目の吸入をすること。
- 連続吸入は絶対にしてはいけないと、患者さんには十分に理解させなければならない。

気管支拡張薬（2）

❶抗コリン薬　❷吸入合剤（抗コリン薬 + β2刺激薬）

Point

- COPDは、喫煙や化学物質などの有害物質を長期間吸入することで気道（気管支や肺胞）が障害をうけたことを原因とする呼吸障害であると考えられている。
- COPDに対しては長時間作用型抗コリン薬（LAMA）が用いられるが、イプラトロピウムは短時間型の抗コリン薬である。
- COPDと気管支喘息がオーバーラップ（合併）する症例では、長時間作用性β2刺激薬とステロイドの併用が積極的に処方される。

•作用機序•

- 気管支拡張薬は、アセチルコリンが伝達物質である副交感神経の働きを抑える抗コリン作用によって気管支が拡張することを利用している。
- COPDにおける気管支の収縮は、アセチルコリン作動性の迷走神経か深く関与していると考えられているため、抗コリン薬が有効である。

•看護師からのポイント•

- 気管支拡張薬の吸入薬は、それぞれの品目によって使い方や吸入器具が異なるので、正しく吸入器を使用できるように十分説明することが重要である。
- 発作発現時の救済薬として短時間作用型の気管支拡張薬を用いるが、発作の消失に複数回の吸入が必要であった場合には、速やかに医療機関を受診するように患者に十分な説明することが重要で

51

	一般名	剤型・規格
❶	イプラトロピウム 商 アトロベント	**エアゾル剤** 20μg
	アクリジニウム（長時間作用型） 商 エクリラ	**吸入薬** 400μg
	ウメクリジニウム（長時間作用型） 商 エンクラッセ	**吸入薬** 62.5μg
	チオトロピウム（長時間作用型） 商 スピリーバ	**吸入薬** 2.5μg、1.25μg **吸入力** 18μg
	グリコピロニウム（長時間作用型） 商 シーブリ	**吸入力** 50μg
❷	チオトロピウム／オロダテロール 商 スピオルト	**吸入配合薬** チオトロピウム2.5μg／オロダテロール2.5μg
	ウメクリジニウム／ビランテロール 商 アノーロ	**吸入配合薬** ウメクリジニウム62.5μg／ビランテロール25μg
	グリコピロニウム／インダカテロール 商 ウルティブロ	**吸入力** グリコピロニウム50μg／インダカテロール110μg
	グリコピロニウム／ホルモテロール 商 ビベスピ	**吸入配合薬** グリコピロニウム7.2μg／ホルモテロール4.8μg

3種合剤（ICS + LABA + LAMA）は気管支喘息治療薬（1）参照

ある。

- COPDは気道の感染症の合併により症状が極めて悪くなる急性増悪を起こす危険がある。予防のための手洗い・うがいの指導は重要であるが、患者に風邪の初期症状（鼻水や喉の痛み）の有無を問診することも重要である。

●絶対ダメ！●

- 抗コリン作用の副作用が発現する可能性から、前立腺肥大などによる排尿障害がある患者や閉塞隅角緑内障の患者への投与は禁忌である。
- 一部の抗コリン薬は吸入カプセルの剤型となっているため、誤って内服しないように使用法を十分理解させることが重要である。

鎮咳薬

❶麻薬性鎮咳薬　❷非麻薬性鎮咳薬

Point

- 咳は気管や気管支に対する化学物質や機械的な刺激が、迷走神経を介して延髄に送られ、咳の中枢を興奮させることにより起こる一種の「生理的防御反応」である。
- 鎮咳薬には、延髄の咳中枢を抑える中枢性鎮咳薬と、気管支の攣縮を抑える末梢性鎮咳薬がある。
- 喀痰を伴う湿性咳嗽に対してむやみに鎮咳薬を投与すると，痰の喀出を抑制することで感染症の悪化につながる可能性があるので注意が必要である。
- 中枢性麻薬性鎮咳薬の配合剤には、抗ヒスタミン薬や消炎鎮痛薬、末梢性鎮咳薬(メチルエフェドリン)が配合され、効率よく鎮咳作用を得るための工夫がなされている。

●作用機序●

- 麻薬性鎮咳薬は、有効成分のコデインが体内にモルヒネに代謝されることにより、咳中枢のオピオイド受容体に作用して鎮咳作用を発現する。
- 一部の非麻薬性鎮咳薬は、去痰作用を併せ持つ。去痰により気道

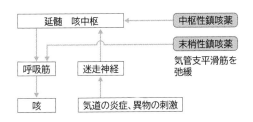

	一般名	剤型・規格
❶	オキシメテバノール 商 メテバニール	錠 2mg
	G コデイン 商 コデインリン酸	錠 20mg、5mg 散 10%、1%
	G ジヒドロコデイン 商 ジヒドロコデイン 商 カフコデN (配合錠) 商 フスコデ (配合錠) 商 クロフェドリンS (配合錠)	散 シロップ 10%、1% 配合錠 ジヒドロコデイン2.5mg (フスコデは3mg) に加えて以下の成分を配合 dl-メチルエフェドリン (末梢性鎮咳薬) クロルフェニラミン (抗ヒスタミン薬)
❷	G デキストロメトルファン 商 メジコン	錠 シロップ 15mg 散 10%
	エプラジノン 商 レスプレン	錠 30mg、20mg、5mg
	クロフェダノール 商 コルドリン	錠 12.5mg 顆 4.17%
	クロペラスチン 商 フスタゾール	錠 10mg、2.5mg (小児用) 散 10%
	グアイフェネシン 商 フストジル注射液	注 50mg
	G ジメモルファン 商 アストミン	錠 10mg、シロップ 0.25% 散 10%
	チペピジン 商 アスベリン	錠 20mg、10mg 散 10%、シロップ 2%、0.5%
	ベンプロペリン 商 フラベリック	錠 20mg

内刺激の軽減につながることで2次的に咳受容体に作用し鎮咳効果を得る。

・看護師からのポイント・

- 麻薬性鎮咳薬は腸管のオピオイド受容体への作用により便秘を起こすため、抗コリン薬との併用によって麻痺性イレウスに至る危

険性がある。市販の胃腸薬には抗コリン作用を示す「ロートエキ
ス」が含まれているものが多い。併用には便秘症状の発現に注意
する。

●絶対ダメ！●

- デキストロメトルファンは中枢のセロトニン濃度を上昇させるた
  め、MAO阻害剤との併用は禁忌となっている。
- メチルエフェドリンが含まれる鎮咳薬の配合剤は、カテコラミン
  との併用によって不整脈の発現や心停止の危険があるので注意が
  必要である。

去痰薬

❶気道粘液潤滑薬　❷気道粘液修復薬　❸気道粘液溶解薬

Point

- 痰は、病気でなくてもある程度は日常的に生じている。気管支粘膜からの分泌、気道粘膜から剥離された細胞、呼吸で取り込まれた異物から構成される。
- 風邪や呼吸器疾患を発症すると、細菌感染や気道炎症による分泌液の増加により、痰の量や粘調度が増す。量を増した痰が咳によって喀出できない場合、気道閉塞や呼吸困難の原因となり、最悪の場合には窒息死の原因となる。

●作用機序●

- 気道粘液潤滑薬は、粘調度の低い気道粘液の分泌量を増やして痰の喀出を促す。
- 気道粘液修復薬は、気道の炎症などにより粘調度が増した気道粘液に対して、分泌粘液の主成分であるムチン生成の増加を抑制することにより去痰作用を示す。

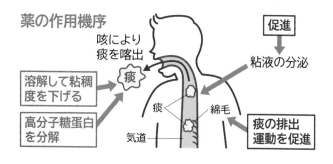

薬の作用機序

咳により痰を喀出

促進

粘液の分泌

溶解して粘稠度を下げる

高分子糖蛋白を分解

痰

綿毛

気道

痰の排出運動を促進

	一般名	剤型・規格
❶	**G** アンブロキソール **商** ムコソルバン	**錠** 45mg、15mg、**カ** 45mg **DS** 3%（小児用1.5%） **内用液** 0.75%、**小児用シロップ** 0.3%
❷	**G** カルボシステイン **商** ムコダイン	**錠** 500mg、250mg **細** 50% **シロップ** 10%、5%
❸	**G** ブロムヘキシン **商** ビソルボン	**錠** 4mg、**細** 2%、**吸入液** 0.2% **注** 4mg、
	アセチルシステイン **商** ムコフィリン	**吸入液** 20%
	メチルシステイン **商** ペクタイト	**錠** 100mg、50mg
	L-エチルシステイン **商** チスタニン	**錠** 100mg

- 喀痰溶解薬は、ムチンの蛋白構造（ムコ蛋白）を分解することにより粘液の粘調度を下げ、痰を喀出しやすくする。
- ブロムヘキシンは、上記の痰に対する作用のうち、気道粘液潤滑作用（気道粘液分泌増加）と蛋白分解作用（消炎酵素）により、効率的な去痰作用を示す。

•看護師からのポイント•

- 去痰薬の服用によって、一時的に痰の量が増えることがあるが、本来の薬の作用によるものであることを患者に説明することが重要である。
- 風邪などで発熱しているときには、身体が脱水気味になっているため、痰の粘調度が高くなることがある。脱水の補正も考え、水分を十分にとることが効率的な痰の喀出にも有用であることを患者に説明する。

呼吸器系の薬

- 去痰薬自体は比較的に安全な薬であるが、解熱薬や鎮咳薬など、複数の併用薬と共に投与される期間が多い薬であるため、痰が減ってきたからといって患者の自己判断で服用を中止してはいけない。

肺結核治療薬

Point

- 結核は1950年代まで、わが国の死因第1位の病気であり、「国民病」「亡国病」と恐れられていたが、新薬開発や国を挙げて行った治療や予防対策により、罹患率や死亡率は激減した。
- 日本は結核罹患率が人口10万対12.3（2018年）と、欧米の先進国の10以下に比べて依然として高く、2018年には15,590人の新規患者が報告されている。
- 薬剤耐性の発現を予防するため、多剤併用を行うことが原則となっている。

●作用機序●

- 抗結核薬は、結核菌増殖の様々な過程を阻害することで抗結核作用を発現する。

  RNA合成阻害（RNAポリメラーゼ阻害）をするもの：RFP、RBT

  葉酸合成阻害（DNA合成阻害）：PAS

  蛋白合成阻害をするもの：SM、KM、EVM、TH

  細胞壁合成阻害：INH、EB、CS、DLM

  ATP（細胞内のエネルギー）合成酵素阻害：BDQ

  明確な作用機序は不明：PZA

●看護師からのポイント●

- リファンピシンは肝臓の薬物代謝酵素の量を増やす（酵素誘導）ことが知られている。酵素誘導により、併用薬の代謝速度が増すため、血中濃度の低下による薬効減弱が起こる可能性があるので、併用薬の治療効果の確認が重要である。
- 過去に結核の治療歴がある場合は薬剤耐性の可能性が高いため、

一般名	剤型・規格
イソニアジド (INH) 商 イスコチン 商 ネオイスコチン 商 ヒドラ錠	錠 100mg、50mg 注 100mg
エタンブトール (EB) 商 エブトール 商 エサンブトール	錠 250mg、125mg
エチオナミド (TH) 商 ツベルミン	錠 100mg
エンビオマイシン (EVM) 商 ツベラクチン	筋注 1g
デラマニド (DLM) 商 デルティバ	錠 50mg
ピラジナミド (PZA) 商 ピラマイド	原末のみ
ベダキリン (BDQ) 商 サチュロ	錠 100mg
G リファンピシン (REP) 商 リファジン	力 150mg
リファブチン (RBT) 商 ミコブティン	力 150mg
パラアミノサリチル (PAS) 商 ニッパスカルシウム	顆 100%
サイクロセリン (CS) 商 サイクロセリン	力 250mg

ストレプトマイシン (SM)、カナマイシン (KM) は抗菌薬の章を参照

感受性である可能性が高い薬剤選択が重要である。結核治療の既往の確認は十分行う必要がある。

●絶対ダメ！●

- 結核治療で最も重要なことは、薬剤耐性菌を作らないこと。そのためには、患者が正しく指示通りに薬を服用することが必須であ

る。自己判断で服用を中断したり減量したりすることは絶対にしてはいけない。

- エタンブトールは、視神経炎、糖尿病、アルコール中毒患者には投与禁忌。乳幼児も視神経炎の発見が困難なため投与してはいけない。

呼吸器系の薬

呼吸障害治療薬

❶呼吸抑制拮抗薬　❷呼吸中枢刺激薬
❸抗線維化剤（肺線維症治療薬）

Point

- 呼吸障害（呼吸抑制）はさまざまな原因で生じるが、薬物によって障害が発生した場合は、原因薬物の投与を中止することが重要である。
- 呼吸障害の治療は、呼吸抑制作用に拮抗する（打ち消す）薬物の投与か、呼吸中枢を刺激して呼吸促進をさせる方法がある。
- 特発性肺線維症（Idiopathic Pulmonary Fibrosis；IPF）は発症の原因不明の難病であり、肺組織の繊維化の進行を遅くする抗繊維化剤がステロイドや免疫抑制薬と併用で用いられる。

●作用機序●

- 呼吸抑制拮抗薬は、オピオイド受容体への作用に拮抗する麻薬拮抗薬（ナロキソン，レバロルファン）とベンゾジアゼピン受容体への拮抗薬（フルマゼニル）がある。
- 呼吸中枢刺激薬は、呼吸中枢を直接刺激するものと、末梢の化学受容体を介することで間接的に換気量を増加させ、呼吸障害を改善させるものがある。

  ジモルホラミン：呼吸中枢に作用して呼吸を刺激

  ドキサプラム：末梢性からの求心性神経活動を介して呼吸を刺激

  無水カフェイン：中枢性・末梢性の両方に作用して呼吸促進作用を示す

- 抗線維化剤は、サイトカインの調節により線維化形成に関与する増殖因子の産生抑制を示すもの（ピルフェニドン）や、特発性肺線維症の病態に関与するシグナル伝達（チロシンキナーゼ）を阻害する（ニンテダニブ）ものがある。

	一般名	剤型・規格
❶	ナロキソン 商 ナロキソン	注 0.2mg
	レバロルファン 商 ロルファン	注 1mg
	G フルマゼニル 商 アネキセート	注 0.5mg
❷	ジモルホラミン 商 テラプチク	注 45mg 皮下・筋注 30mg
	ドキサプラム 商 ドプラム	注 400mg
	無水カフェイン 商 レスピア	経口液 60mg 注 60mg
❸	G ピルフェニドン 商 ピレスパ	錠 200mg
	ニンテダニブ 商 オフェブカプセル	力 150mg、100mg

・看護師からのポイント・

- フルマゼニルの消失半減期は50分程度と短いため、呼吸抑制を起こしたベンゾジアゼピン系の薬物が長時間型（消失半減期が長い）の場合、フルマゼニルの投与によって患者の意識や呼吸が回復しても、再び呼吸抑制が発現する可能性があるため、注意して患者の観察を行う必要がある。
- 呼吸中枢刺激薬は、循環器系への作用やてんかん誘発の危険性があるため、静脈内に急速投与は行わないように注意する。
- 呼吸抑制拮抗薬や呼吸中枢刺激薬を使用する患者は、意識がないなど全身状態が悪い状況が想定される。患者家族等への状況確認などから呼吸障害の発生原因となった情報を聴取することが治療法の選択において重要となる。

- 特発性肺線維症は病気の進行は緩徐であっても、明確な原因が明らかとなっていない難病であるため、適切な薬物治療を継続することが重要である。免疫抑制剤など、投与量の調節が厳密な薬物の併用も多いことから、自己判断で投与量を変更することは絶対に行ってはいけない。

【第3章】

消化器系の薬

攻撃因子抑制薬（1）
酸分泌抑制薬

H₂遮断薬

Point

- 胃壁には、胃酸分泌を司るヒスタミン、ムスカリン、ガストリンの3つの受容体があり、それらの受容体がそれぞれヒスタミン、アセチルコリン、ガストリンと結合すると、プロトンポンプを介して胃酸が分泌される。
- H₂遮断薬には、処方箋なしでも購入できる「スイッチOTC」に指定されている薬もある。
- H₂遮断薬の「スイッチOTC」は「第1類医薬品」に分類されているため、薬剤師以外は販売することができない（薬機法 第三十六条の九）。

●作用機序●

- 胃粘膜内に存在する壁細胞のヒスタミンH₂受容体にヒスタミンが結合するのを阻害し、胃酸の分泌を抑制する。また胃粘膜内に存在するenterochromaffin like（ECL）細胞へのガストリン刺激

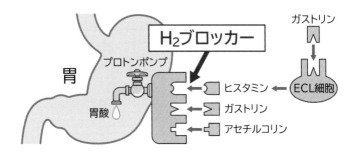

一般名	剤型・規格
Ⓖ シメチジン 商 タガメット 商 カイロック 商 チスタメット	錠 400mg, 200mg 細 20%, 40% 注 200mg
Ⓖ ラニチジン 商 ザンタック	錠 150mg, 75mg 注 100mg, 50mg
Ⓖ ファモチジン 商 ガスター 商 チオスター	錠OD錠 20mg, 10mg 散細 2%, 10% 注 20mg, 10mg
Ⓖ ロキサチジン 商 アルタット 商 ロセキタート	力 75mg, 37.5mg 徐放力 75mg, 37.5mg 細 20% 注 75mg
Ⓖ ニザチジン 商 アシノン	錠 150mg, 75mg 力 150mg, 75mg
Ⓖ ラフチジン 商 プロテカジン	錠OD錠 10mg, 5mg

により、分泌されたヒスタミンによる胃酸分泌の壁細胞のH2受
容体への結合阻害を介して、ガストリンによる胃酸分泌を抑制す
る作用ももつ。

•看護師からのポイント•

- シメチジンは血液透析により除去されるため、血液透析を受けて
  いる患者に投与する場合は、透析後に投与することが必要。
- H2遮断薬には腎排泄されるものが多いため、腎機能低下患者に
  投与すると血中濃度が上昇する場合があるので注意する。
- シメチジンは、肝臓の薬物代謝酵素を阻害するため、合併症治療
  に伴う併用薬の使用がある場合には、併用薬の血中濃度が予想以
  上に高くなったり、身体からの薬物の排泄に時間がかかったりす
  るため、薬の作用を強めたり効果の持続が長くなったりする場合

があるので注意が必要である。

- 胃酸分泌抑制により胃内の酸性度が変化すると、イトラコナゾールなどのアゾール系抗真菌薬（酸性の性質を持つ化合物）の吸収が低下する。

●絶対ダメ！●

- 服用を急に中止すると、逆に急激な胃酸の分泌が起こる場合（リバウンド）があるので、自己判断で服用を中止しない。

攻撃因子抑制薬（2）
酸分泌抑制薬②

プロトンポンプ阻害薬（PPI）

Point

■ 胃酸分泌の抑制効果は、H_2遮断薬より強力である。

■ 穿孔する危険性の高い、深い潰瘍や出血性潰瘍、H_2遮断薬抵抗性潰瘍で第一選択薬になる。

■ 胃液の酸度で薬理活性を失うので、腸溶性製剤である。

●作用機序●

- 胃酸分泌の最終段階であるプロトンポンプの働きを止め、胃酸分泌を抑制する。そのため、アセチルコリンやヒスタミン、ガストリンのいずれの刺激による胃酸分泌も抑制できる。

- ヘリコバクター・ピロリ除菌治療においては、PPIが胃内pHを上昇させることにより、併用されるアモキシシリンやクラリスロマイシン、メトロニダゾールなどの抗菌活性が高めると考えられている。

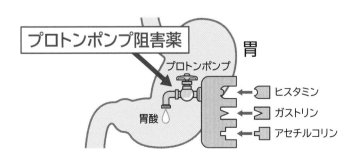

一般名	剤型・規格
G オメプラゾール **商** オメプラゾン **商** オメプラール	**錠** 20mg, 10mg **注** 20mg, 10mg **注** 10mg
G ランソプラゾール **商** タケプロン **商** タイプロトン **商** タピゾール	**錠** **O** 30mg, 15mg **カ** 30mg, 15mg **注** 30mg
G ラベプラゾール **商** パリエット	**錠** 20mg, 10mg, 5mg
エソメプラゾール **商** ネキシウム	**カ** 20mg, 10mg **包** **懸濁用顆粒分包** 20mg, 10mg
ボノプラザン **商** タケキャブ	**錠** 20mg, 10mg

●看護師からのポイント●

- ボノプラザンは他のPPIに比べて胃酸分泌抑制の作用発現が早い。
- 胃酸分泌抑制により胃内の酸性度が変化することにより、イトラコナゾールなどのアゾール系抗真菌薬（酸性の性質を持つ化合物）の吸収が低下する。

●絶対ダメ！●

- オメプラゾールの注射薬は配合変化が多いので、既存のルートを使用して静脈内投与する場合には、ルート内で薬剤同士が混じり合わないように、必ずオメプラゾールの使用の前後に生理食塩水または5％ブドウ糖注射液を用いて、ルート内に残っている薬剤を確実に押し出す（「フラッシュ」または「フラッシング」という）。
- 急に中止すると、急激な胃酸の分泌が起こることがあるので、医師の指示通りに服用する。自己判断で服用を中止しない。
- 胃がんによる症状を隠蔽することがあるので、悪性ではないことを確認の上で使用する。

- PPIは酸に弱い特徴をもっているため、胃酸の影響を避けるために腸溶剤になっている。服用時に噛んでしまうと薬の成分が胃酸で壊れてしまうので注意。
- 胃酸分泌抑制により胃内の酸性度が変化することにより薬剤の溶解性が低下し、アタザナビル硫酸塩（レイアタッツ）とリルピビリン塩酸塩（エジュラント）の吸収が低下するため併用禁忌となっている。

消化器系の薬

71

攻撃因子抑制薬（3）
その他の酸分泌抑制薬と鎮痙薬

・・・

❶ムスカリン受容体拮抗薬（抗コリン薬）　❷鎮痙薬

・・・

Point

■ 胃壁の胃酸分泌に係わる3つの受容体のうち、アセチルコリンのムスカリン受容体を阻害する抗コリン薬は、H_2遮断薬やPPIに比べて作用が弱く、他剤との併用で用いられることが多い。
■ 胃痙攣の治療にもムスカリン受容体を阻害する抗コリン薬が用いられている。

●作用機序●

• 胃酸の分泌を抑制するムスカリン受容体拮抗薬（抗コリン薬）には2種類ある。

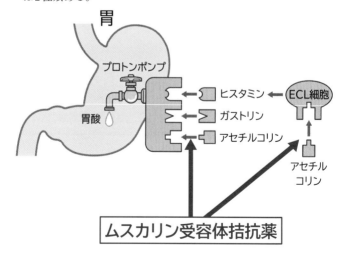

	一般名	剤型・規格
❶	**Ｇ** ピレンゼピン （選択的M1受容体拮抗薬） **商** ガストロゼピン	**錠** 25mg
❷	**Ｇ** ロートエキス	**散** 10% OTCでフィルム剤あり
	Ｇ ピペリドレート **商** ダクチル錠	**錠** 50mg
	プロパンテリン **商** プロ・バンサイン	**錠** 15mg
	Ｇ ブチルスコポラミン **商** ブスコパン	**錠** 10mg **注** 20mg
	ブトロピウム **商** コリオパン	**錠** 10mg **カ** 5mg **顆** 2%
	Ｇ チキジウム **商** チアトンカプセル	**錠** 10mg, 5mg **カ** 10mg, 5mg **顆** 2%
	Ｇ チメピジウム **商** セスデン **商** ゼスン	**錠** 30mg **カ** 30mg **細** 6% **注** 7.5mg

消化器系の薬

- 選択的ムスカリン受容体拮抗薬は、胃粘膜の壁細胞にあるM1受容体へのアセチルコリンの結合を選択的に直接阻害する。一方、非選択的ムスカリン受容体拮抗薬は、壁細胞のM1受容体とともに、ECL細胞においてアセチルコリンのM3受容体結合もあわせて阻害し、ECL細胞から分泌されたヒスタミンが壁細胞を刺激して胃酸を分泌する流れを阻害することにより、間接的に胃酸分泌を抑制する。
- 胃のG細胞から分泌されるガストリンは消化酵素であるペプシン（前駆体のペプシノーゲンで分泌）を胃粘膜の主細胞からの分泌を促す。ガストリン分泌の抑制は胃潰瘍の治療に有用であるが、

現在抗ガストリン薬は販売されていない。

- 消化管の動きは副交感神経刺激により分泌されるアセチルコリンによって亢進するため、過剰な消化管の動きによる症状（胃痙攣、胃痛）の軽減には抗コリン作用が有効である。

●看護師からのポイント●

- 眼の調節障害が起きることがあるため、自動車運転や危険を伴う機械の操作等に注意させることが重要である。
- 高齢者は一般的に前立腺肥大を伴っている場合が多く、症状悪化が懸念されるため慎重な投与が必要である。

●絶対ダメ！●

- 重篤な心疾患、前立腺肥大による排尿障害、閉塞隅角緑内障、麻痺性イレウスを合併している患者には絶対に禁忌である。

攻撃因子抑制薬（4）
制酸剤

Point

■ 消化性潰瘍の治療の基本は、（1）心身の安静、（2）適切な食事、（3）
　薬物療法 —である。

■ H_2遮断薬やPPIなど、確実な効果を発揮する酸分泌抑制薬が登場し
　た現在でも、制酸剤は広く用いられている。

■ 健胃薬や消化薬と併用されることが多く、多くのOTCに配合されて
　いる。

■ 作用発現は即効性であるが、効果の持続時間は短い。

●作用機序●

- 胃酸を中和して酸による胃粘膜への攻撃性を抑える。
- 重曹（炭酸水素ナトリウム）、マグネシウム（Mg）製剤、アルミニ
　ウム（Al）製剤があるが、Mg製剤とAl製剤には、胃粘膜を保護
　する作用をもっている。

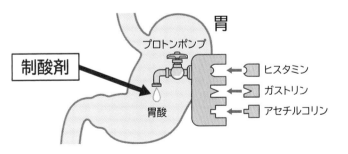

一般名	剤型・規格
G 炭酸マグネシウム	散 薬局にて調剤（分包）
G 酸化マグネシウム 商 マグミット	錠 500mg, 330mg, 250mg, 200mg 細 83% 顆 懸濁用内用DS 内用液
G 水酸化マグネシウム 商 ミルマグ	錠 350mg 内用懸濁液 7.2%
G 乾燥水酸化アルミニウムゲル 商 アルミゲル	内用液 内用懸濁液 配合内用液 懸濁用配合顆粒 懸濁用配合DS
乾燥水酸化アルミニウムゲル・ G 水酸化マグネシウム 商 マグテクト 商 マーロックス 商 マルファ	合成ケイ酸アルミニウム 散 薬局にて調剤（分包） 炭酸水素ナトリウム 散 薬局にて調剤（分包）

●看護師からのポイント●

- Mg製剤は催下剤（便秘薬）として使用される場合もある。使用中の下痢の発現や悪化に注意が必要である。
- 腎機能低下のある患者ではMgやAlの排泄ができないため、高Mg血症・高Al血症を起こす危険性がある
- 心機能障害のある患者では徐脈の発現に注意する。
- MgやAlはニューキノロン系やテトラサイクリン系抗菌薬やビスフォスフォネート（骨粗しょう症治療薬）と同時に服用するとキレート形成を起こすため、これらの薬物の吸収が低下する。併用の場合には必ず投与間隔を1～2時間あけることが必要。

●絶対ダメ！●

- 血液透析を受けている患者はAlの排泄ができないため、高Al血症やAl脳症を起こす危険性が高いため使用してはいけない。

防御因子増強薬（1）
胃粘膜被覆・血流改善薬

❶胃粘膜被覆薬　❷プロスタグランジン製剤　❸胃粘膜血流改善薬

Point

■ 正常な状態の胃壁は、胃粘膜の細胞から分泌された粘液で覆われて、胃壁が胃酸で自己消化されないように防御されている。

■ 消化性潰瘍は、攻撃因子と防御因子のバランスの乱れで生じる。治療は攻撃因子の抑制と防御因子の増強が基本である。

■ 防御因子は、粘膜の血流量や粘液分泌増加、細胞増殖、内因性プロスタグランジン増加などによって増強される。

●作用機序●

- 胃粘膜被覆薬は、潰瘍部に直接付着して胃壁（潰瘍損傷部位）を保護する。

- プロスタグランジン製剤や胃粘膜血流改善薬は、胃粘膜への血流増加作用により胃粘膜細胞の粘液産生や胃酸に対する抵抗力を増やし、防御因子を増強させる。

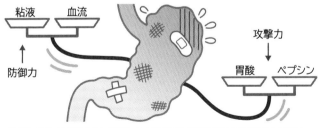

防御因子と攻撃因子のバランスが崩れて、攻撃因子の作用が上回ると胃潰瘍になる。

一般名	剤型・規格
❶ **G** スクラルファート **商** アルサルミン	**顆** 90% **細** 90% **内用液** 10%
G アルギン酸ナトリウム **商** アルロイドG	**散** 薬局で調剤（分包） **顆粒溶解用** 67% **内用液** 5%
G ポラプレジンク **商** プロマック	**錠** **OD錠** 75mg **顆** 15%
G アルジオキサ **商** アルキサ	**錠** 100mg **顆** 50%, 20%
❷ ミソプロストール **商** サイトテック	**錠** 200μg, 100μg
❸ **G** イルソグラジン **商** ガスロンN	**錠** **OD錠** 4mg, 2mg **細** 0.8%
ベネキサート **商** ウルグート **商** ロンミール	**カ** 200mg

●看護師からのポイント●

- スクラルファートは胃から分泌される消化酵素であるペプシンの活性を抑制する作用をもっているため、攻撃因子の抑制による消化性潰瘍の治療効果を併せもつ。

- スクラルファートなどの胃粘膜被覆薬は、同時に服用した他剤に吸着して吸収低下を起こされることで、作用を弱めることがあるので注意する。

- ポラプレジンクはペニシラミンやレボチロキシン（チラーヂン）と同時に服用すると、キレート形成をするため吸収低下を起こすので注意する。

- スクラルファートは製剤中にAlを含むため、透析患者への投与は禁忌となっている。
- プロスタグランジン製剤は、子宮収縮作用があるので妊婦への使用は禁忌である。
- ベネキサートは催奇形性があるので妊婦への投与は禁忌である。

消化器系の薬

防御因子増強薬（2）
粘膜修復・粘液産生分泌促進薬

Point

- 消化性潰瘍は寛解・再発を繰り返すため、実際の患者数を把握することは難しい。
- 厚労省の国民健康調査によると、患者は男性に多く、1980年以降は男女共に増加してきている。
- 防御因子増強薬は、H_2遮断薬やPPIと併用して治療効果を高めるほか、再発予防にも用いられる。

●作用機序●

- 組織修復・粘液産生分泌促進薬は、胃粘膜の血流を改善し、粘膜修復成分の合成と分泌を促進して潰瘍を修復する。多くの製剤が内因性プロスタグランジン増強作用を持つ。
- 消化酵素のペプシンに拮抗する抗ペプシン作用や、ペプシンの分泌刺激であるガストリンへの拮抗作用（抗ガストリン作用）を持つものもある。

●看護師からのポイント●

- セトラキサートは代謝されてトラネキサム酸を生じるので、血栓のある患者（脳血栓、心筋梗塞、血栓性静脈炎等）への投与は慎重に行なう。
- アルジオキサは、製剤中にAlを含むため、ニューキノロン系やテトラサイクリン系抗菌薬と同時に服用するとキレート形成を起こすため、これらの薬物の吸収が低下する。

一般名	剤型・規格
Ｇ ゲファルナート カプセル：50mg ソフトカプセル：100mg Ｇ トロキシピド 商 アプレース	錠 100mg 細 20%
Ｇ アズレンスルホン酸ナトリウム・L-グルタミン 商 マーズレン	錠 2mg、顆 1% 配合錠、配合顆粒、配合細粒
Ｇ ソファルコン 商 ソロン 商 ラビン	錠 50mg カ 100mg 細 20%, 10%
Ｇ セトラキサート 商 ノイエル	カ 200mg 細 40%
Ｇ テプレノン 商 セルベックス	カ 50mg 細 10%
Ｇ レバミピド 商 ムコスタ	錠 ○ 100mg 顆 20%
Ｇ アルジオキサ 商 アルキサ	錠 100mg 顆 50%, 25%, 20%, 10%
Ｇ エカベトナトリウム 商 ガストローム	顆 66.7%
エグアレンナトリウム 商 アズロキサ	錠 15mg 顆 2.5%

消化器系の薬

●絶対ダメ！●

- アルジオキサは、製剤中にAlを含むため、透析患者への投与は
禁忌である。

ヘリコバクター・ピロリ除菌薬

❶1次除菌薬 ❷2次除菌薬

Point

■ 日本人の中高年では70〜80%の人がピロリ菌に感染している。
■ 胃潰瘍や十二指腸潰瘍など消化性潰瘍患者の80%以上がピロリ菌陽性者。
■ 世界保健機関（WHO）はピロリ菌を「確実な発がん因子」と認定している。
■ ピロリ菌の除菌により、消化性潰瘍の再発をほぼ完全に防止できると言われている。
■ 現在は3つの薬剤を一つにした合剤が販売されている。

●作用機序●

- （ペニシリン系抗菌薬、マクロライド系抗菌薬、プロトンポンプ阻害薬の3剤併用を行なう（1次除菌）。
- 2次除菌では、マクロライド系抗菌薬のクラリスロマイシンが抗原虫薬のメトロニダゾールに置き換わっている。
- ペニシリン系抗菌薬は、ピロリ菌の細胞壁の合成を阻害する。
- マクロライド系抗菌薬は、ピロリ菌の蛋白合成を阻害する。
- 2次除菌のメトロニダゾールは、ピロリ菌のDNA合成を阻害する。
- プロトンポンプ阻害薬は、胃酸分泌抑制により胃内の酸性度を弱めることにより、併用された抗菌薬の活性を高める。

一般名	剤型・規格
❶ Ⓖアモキシシリン	1500mg
Ⓖクラリスロマイシン	800mg あるいは 400mg
PPIとして Ⓖランソプラゾール Ⓖオメプラゾール Ⓖラベプラゾール エソメプラゾール (圖ネキシウム)	 60m 40mg 20mg 40mg
ラベキュア (以下の3剤を含む合剤) ラベプラゾール アモキシシリン クラリスロマイシン	 20mg 1500mg 800mg、400mg
ランサップ (以下の3剤を含む合剤) ランソプラゾール アモキシシリン クラリスロマイシン	 60mg 1500mg 800mg、400mg
ボノサップ (以下の3剤を含む合剤) ボノプラザン アモキシシリン クラリスロマイシン	 20mg 1500mg 800mg、400mg
❷ 1次除菌処方のクラリスロマイシンに変えて	
Ⓖメトロニダゾール 他、アモキシシリンとPPIは同じ	500mg
1次除菌の合剤のクラリスロマイシンに変えてメトロニダゾールを含有	
ラベファイン (以下の3剤を含む合剤) ランソプラゾール アモキシシリン メトロニダゾール	 60mg 1500mg 500mg
ボノピオン (以下の3剤を含む合剤) ボノプラザン アモキシシリン メトロニダゾール	 20mg 1500mg 500mg

- PPIとしてボノプラザンを使用する処方（ボノサップ、ボノピオン合剤を含む）では、併用禁忌の薬物が多いため、ボノプラザンの添付文書の記載を必ず確認する。

- クラリスロマイシンは薬物代謝酵素であるCYP3A4を強く阻害することにより、併用薬の血中濃度を上昇させることがあるため、添付文書で併用禁忌薬物を十分に確認することが重要。

- 3剤を同時服用するため、それぞれの薬剤（ペニシリン系抗菌薬、マクロライド系抗菌薬、PPI）で注意するべき相互作用を参照する。

- 合剤となっているものは、個別の薬物の投与量の調製ができないため、高度の腎障害のある患者には投与してはいけない。

- 効果的なピロリ菌の除菌を行なうためには、除菌薬を7日間連続して飲み続けることが最も重要である。途中で服薬中止をすると耐性ピロリ菌を出現させる危険がある。

催下薬（1）

❶下剤　❷膨張性下剤　❸大腸刺激性下剤　❹直腸刺激性下剤
❺浣腸剤

Point

- 便秘は、種々の原因で大腸の運動が鈍くなり、便が大腸に長くとどまることで水分が吸収され続けて固くなり、排便が困難になった状態である。
- 便通回数や排泄量の減少が、腹痛、腹部膨満感、食欲不振、残便感、不快感などの症状を発現させる。自覚的に苦痛な場合には治療対象となる。
- 薬物治療開始前に、生活様式や食生活の改善、運動、排便習慣の是正を試みる。

•作用機序•

- 塩類下剤は、腸内容物に水分を取り込んで便の容量を増やすとともに軟らかくすることで腸運動を促進させ排便を促す。
- 膨張性下剤は、腸管内で便に水分を吸収させることで膨張による便容量を増加させ、腸管壁への刺激による腸運動を促進させる。

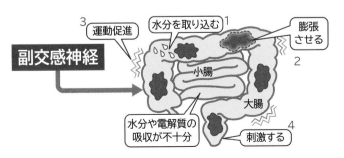

85

一般名	剤型・規格
❶ G 酸化マグネシウム 商 カマ、マグミット	錠 配合錠 内用懸濁液
G 水酸化マグネシウム 商 ミルマグ	
G 炭酸マグネシム	
G クエン酸マグネシウム 商 マグコロール	大腸検査の前処置用下剤
❷ G カルボキシメチルセルロース 商 バルコーゼ	顆 75%
G ポリカルボフィルカルシウム 商 コロネル、ポリフル	錠 500mg 細 83.3%
ポリエチレングリコール 商 モビコール配合内用剤	配合内用剤
❸ G ビサコジル 商 テレミンソフト坐薬	坐 10mg, 2mg
G センナ (センノシド) 商 アローゼン (プルゼニド) 商 ヨーデル	錠 4mg 配合錠
G ピコスルファート 商 ラキソベロン	錠 7.5mg, 2.5mg カ 2.5mg 顆 DS 1% 内用液 0.75mg
G カサンスラノール／ジオクチルソジウムスルホサクシネート 商 ビーマス配合錠	配合錠
❹ 炭酸水素ナトリウム／リン酸二水素ナトリウム 商 新レシカルボン坐剤	坐
❺ G グリセリン	浣腸剤 10mL

- 大腸刺激性下剤は、大腸を直接刺激して運動を促進、排便を促す。
- 直腸刺激性下剤や浣腸剤は、直接的に直腸を刺激して排便を促す。

•看護師からのポイント•

- 便秘薬のみに頼るのではなく、水分を多めに摂ることや、適度な運動を行なうことが適切な排便習慣には重要である。
- 坐薬や浣腸では、直腸刺激感、残便感などが現れることがある。
- 塩類下剤はMgを多く含んであるものがあるため、ニューキノロンやテトラサイクリン系の抗菌薬の吸収量を低下（キレートを形成）させるため、同時に服用してはいけない。

•絶対ダメ！•

- 急性腹症、器質便秘（腸管狭窄や閉塞が原因のもの）のある患者には禁忌である。

催下薬（2）

❶副交感神経遮断薬　❷副交感神経刺激薬　❸漢方薬

Point

■ 腸管の運動は、自律神経系によってコントロールされており、そのバランスの乱れによって起こる便秘に対しては副交感神経系に作用する薬物が用いられる。

■ 常習性の便秘に対しては、漢方薬が用いられることもある。漢方薬の処方には、患者の体質に合ったものを選ぶことが必要である。

●作用機序●

- 痙攣性便秘の場合は副交感神経遮断薬（抗コリン薬）を用いて腸管の過剰な興奮を鎮め、便の通過を促す。
- 弛緩性便秘に対しては、副交感神経刺激薬を用いて腸の運動性を高めることで排便を促す。
- 漢方薬のなかで、ダイオウ、マシニンは大腸刺激性下剤、ボウショウは塩類下剤に相当する機序にて排便を促す。

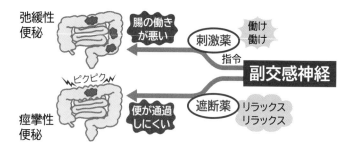

一般名	剤型・規格
❶ **G** ブチルスコポラミン **商** ブスコパン	**錠** 20mg, 10mg **注** 20mg, 10mg
❷ アクラトニウムナパジシル酸塩 **商** アボビス	**カ** 50mg, 25mg
G パンテチン **商** パルトックス	**錠** 200mg, 100mg, 60mg, 30mg **散** 20% **細** 50%, 20% **注** 5%, 10%
❸ 潤腸湯 大黄甘草湯 桂枝加芍薬大黄湯 麻子仁丸 桂枝加芍薬湯 大柴胡湯 桃核承気湯 柴胡加竜骨牡蛎湯	基本的には3包を3回に分けて経口投与するが、個別の漢方薬の剤型（錠剤など）に応じた用法・用量に従い投与する。

消化器系の薬

•看護師からのポイント•

- 副交感神経系に作用する薬物を用いる場合には、自律神経系の副作用の発現（特に、抗コリン薬（ブチルスコポラミン）による、眼調節障害、口渇、排尿困難など）に注意する。
- 漢方薬には甘草を含むものが多いため、低カリウム血症やミオパチーの発現に注意する。併用により本剤の作用が増強されるものがある。
- 抗コリン作用を有する薬剤（三環系抗うつ剤、フェノチアジン系薬剤、モノアミン酸化酵素阻害剤、抗ヒスタミン剤等）と併用すると、抗コリン作用（口渇、便秘、眼の調節障害等）が増強することがあるので注意する。

- ブチルスコポラミンは、緑内障、前立大肥大による排尿困難、麻痺性イレウス患者には投与禁忌である。

- 麻痺性便秘に用いる副交感神経刺激薬は、アセチルコリン作動性の変化を起こすため、気管支喘息の患者(喘息発作の誘発)、甲状腺機能亢進症の患者(心房細動を誘発・悪化)、消化性潰瘍(活動期)の患者(潰瘍悪化)、てんかんの患者(痙攣増強)、パーキンソン病の患者(症状悪化)、迷走神経亢進状態にある患者(著明な徐脈誘発)では投与禁忌である。

催下薬（3）
新しい作用機序の便秘薬

●クロライドチャネル作動薬
●グアニル酸シクラーゼC（GC-C）受容体刺激薬
●胆汁酸トランスポーター阻害薬　●末梢性オピオイド受容体拮抗薬

Point

■ 近年、大腸の水分吸収に関わる機能に作用する「上皮機能変容薬」という新しい作用機序による便秘薬が承認された。

■ グアニル酸シクラーゼC（GC-C）受容体刺激薬（リンゼス）は、同時に大腸の痛覚過敏の改善により、便秘型過敏性腸症候群の腹痛・腹部不快感に対する効果も有する。

■ ナルデメジンは中枢への移行がほとんどないため、中枢のオピオイド受容体を介した鎮痛効果への影響（鎮痛効果の減弱）は生じない。

●作用機序●

• リナクロチドは直接的に腸管粘膜上のクロライドイオンチャネル（ClC-2）を活性化し、ルビプロストンは腸管粘膜上のグアニル酸シクラーゼC受容体（GC-C）への作用を介して腸管内腔へのCl⁻輸送を促すことにより、腸管内への水分分泌が促進する結果、便

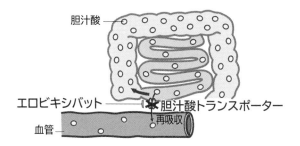

胆汁酸

エロビキシバット　　胆汁酸トランスポーター

再吸収

血管

一般名	剤型・規格
❶ ルビプロストン 商アミティーザ	力 24μg, 12μg
❷ リナクロチド 商リンゼス	錠 0.25mg
❸ エロビキシバット 商グーフィス	錠 5mg
❹ ナルデメジン 商スインプロイク	錠 0.2mg

の水分含有量の増加と便の柔軟化が起こり便秘が改善する。

- 回腸で行われている胆汁酸再吸収に関わるトランスポーターの阻害により大腸内の胆汁酸が増加すると、腸内への水分分泌と大腸運動が促進し便秘が改善する。
- 消化管などの末梢のオピオイド受容体刺激による腸管運動抑制に対する拮抗作用を発現することによって、がん性疼痛管理などにおけるオピオイド鎮痛薬による便秘（オピオイド誘発性便秘症）を改善する。

●看護師からのポイント●

- これらの新しい作用機序による便秘薬は、これまでの便秘薬とは全く作用機序が異なることや、臨床現場における使用経験も限られていることから、副作用が認められた場合のみならず、継続的な症状改善が得られた場合においても症状に応じて減量や休薬・中止を考慮し、漫然と継続投与することのないよう注意が必要である。
- グアニル酸シクラーゼC（GC-C）受容体刺激薬（リンゼス）使用時には重度の下痢があらわれる場合があるため、十分な症状の経過観察により定期的に減量や投与継続の必要性を検討する。
- 脳腫瘍（転移性を含む）等の血液脳関門の機能が不十分な場合に

は、ナルデメジンの中枢移行によりオピオイドの鎮痛作用の減弱
を起こすおそれがある。

- エロビキシバットは胆汁酸の再吸収が阻害されるため、ウルソデ
オキシコール酸やケノデオキシコール酸など、胆汁酸の分泌を増
加させる薬物の作用が減弱するおそれがある。
- アルミニウム含有制酸剤（スクラルファートやアルジオキサ等）
やコレスチラミン、コレスチミドは消化管内で胆汁酸を吸着する
ため、エロビキシバットによる腸管内の胆汁酸濃度の増加作用が
減弱するおそれがある。
- エロビキシバットは腸管内の排泄系トランスポーターであるP-
糖蛋白質を阻害するため、ジゴキシン、ダビガトランなどの血中
濃度上昇と作用増強の危険性がある。
- ナルデメジンは薬物代謝酵素CYP3A4を阻害する薬物との併用
時には血中濃度の上昇に注意する。

●絶対ダメ！●

- 腫瘍，ヘルニア等による腸閉塞など、器質的な疾患による便秘が
確認又は疑われる患者に対しては、腸閉塞を悪化させるおそれが
あるので投与禁忌である。

止瀉薬

❶腸運動抑制薬　❷抗コリン薬　❸収斂薬　❹吸着薬
❺整腸剤・乳酸菌製剤

Point

- 下痢は、腸管の運動亢進や、水分吸収の障害、水分分泌の亢進などで、大腸に多量の液体が送られてきて大腸の水分吸収能力を超えたために、便が水様や泥状になり、排便量や回数が増加した状態である。
- 下痢は腸内の有害物質を体外に排出するための防御反応でもあるため、原因に応じた薬物を選択するほか、状態に応じて電解質や水分補給などを行う。
- 急性下痢は、腸内感染によることが多いが、抗菌薬の投与による腸内細菌叢の乱れや、中毒によるものなどもある。
- 慢性下痢は、慢性腸管内感染症以外にも、炎症性腸疾患などの器質的疾患によるもの、過敏性腸症候群などの機能異常によるものなどがある。
- 急性下痢症に対するOTC（フィルム薬）としてロペラミド（トメダイン）やロートエキス（ストッパ）などが販売されている。

•作用機序•

- ロペラミドや抗コリン薬は、腸管運動抑制により下痢症状を改善する。
- 収斂薬は、炎症などによる粘膜障害を起こしている腸管粘膜を収斂することにより腸管を保護して下痢を止め、吸着薬は腸管内の細菌性毒素や有害物質を吸着し除去する。
- 整腸剤は、乳酸菌や酪酸菌、ビフィズス菌などを腸内に補うことで腸内細菌の環境を整え、下痢症状を改善する。

一般名	剤型・規格
❶ G ロペラミド 商 ロペミン	錠力 1mg 細 0.1%（小児用細粒0.05%） OTCに経口フィルム剤あり
❷ G ロートエキス	散 10% OTCに経口フィルム剤あり
❸ G タンニン酸アルブミン 商 タンナルビン	散 薬局にて調剤（分包）
G 次硝酸ビスマス 商 次硝酸ビスマス	散 薬局にて調剤（分包）
❹ G 薬用炭	散 薬局にて調剤（分包）
天然ケイ酸アルミニウム 商 アドソルビン	散 薬局にて調剤（分包）
❺ G ベルベリン 商 キョウベリン、フェロベリン	錠 配合錠 100mg 筋注 皮下注 2mg
G ラクトミン（乳酸菌）製剤 商 ビオフェルミン 商 ビオスリー	配合錠 配合OD錠 配合散
耐性乳酸菌製剤 商 エンテロノンR 商 ビオフェルミンR	散 10%
G ビフィズス菌製剤 商 ラックビー	錠 散
酪酸菌製剤 商 ミヤBM	錠 細

•看護師からのポイント•

- タンニン酸アルブミンは牛乳アレルギーの患者ではアレルギーを起こす場合がある。
- 耐性乳酸菌製剤で、抗菌剤存在下においても増殖し、乳酸などを産生することにより腸内菌叢の異常を改善して、整腸作用を現す。
- 吸着薬は、同時に投与された併用薬の吸着により作用減弱を起こ

す場合がある。他の薬物を併用する場合には添付文書での確認が
重要である。

●絶対ダメ！●

- 出血性大腸炎の患者（O157等の腸管出血性大腸菌）や赤痢菌等の
  重篤な感染性下痢患者に対する止瀉薬投与は、症状の悪化、治療
  期間の延長を来すおそれがあるため投与禁忌となっている。
- ロペラミドは抗生物質の投与に伴う偽膜性大腸炎の患者に対して
  は、症状の悪化、治療期間の延長を来すおそれがあるため投与禁
  忌となっている。
- 次硝酸ビスマスは慢性消化管通過障害又は重篤な消化管潰瘍のあ
  る患者では、ビスマスが吸収されやすく、血液中への移行量が多
  くなるおそれがあるため投与禁忌である。

肝硬変治療薬

❶ラクツロース製剤 ❷ラクチトール水和物
❸肝不全用アミノ酸製剤 ❹分枝鎖アミノ酸製剤(BCAA)

Point

■ 肝硬変では、肝細胞の減少と機能障害により、腹水、肝性脳症、低アルブミン血症、耐糖能異常などの合併症が出現する。

■ 薬物療法は肝障害の進行の抑制と合併症への対応が中心になる。

■ 分枝鎖アミノ酸BCAA(Branched-chain amino acid)とはバリン、ロイシン、イソロイシンという必須アミノ酸であり、ヒトのからだでは作れないため体外からの補充が必要である。

●作用機序●

- ラクツロース製剤やラクチトール水和物は、腸での乳酸や酢酸への分解により腸内環境を酸性に傾けることで腸でのアンモニア発生と血中へのアンモニアの移行を減らし、肝性脳症を改善する。
- ラクツロース製剤による便通改善(便秘の防止)は、腸管でのアンモニア吸収抑制にも寄与する。
- 肝不全用アミノ酸製剤は、肝機能低下とともに減っていく分枝鎖

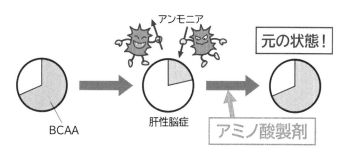

97

	一般名	剤型・規格
❶	**G** ラクツロース製剤 **面** ラクツロース **面** モニラック **面** カロリールゼリー	**シロップ** 60%、60%分包10mL（15mL） **ゼリー** 分包16.05g, 分包12g
❷	ポルトラック原末	薬局で調剤 水に溶解後経口投与
❸	アミノレバンEN アミノレバン点滴静注 ヘパンED配合内用剤 モリヘパミン点滴静注 アルギメート点滴静注10%	**配合散** **点滴注** 500mL, 200mL **内用剤** **点滴注** 500mL, 300mL, 200mL **注**
❹	リーバクト **面** リーバクト	**配合顆** **配合経口ゼリー**

アミノ酸（BCAA）を補い、アミノ酸のバランスを整えることで
栄養状態を是正し、代謝異常や肝性脳症を改善する。また、
BCAAはアンモニアの解毒作用があるとともに、肝硬変の伴い
減少するアルブミンの原料の補充にもなる。

●看護師からのポイント●

- アミノ酸製剤を経口投与時の際、味や量の問題で一度に全てが飲
  みきれない場合は時間をおいて少量ずつ服用することは可能だ
  が、冷蔵庫に保存するとともに、調製後できるだけ早く服用を終
  了する。また、服用に使用する容器は、清潔を保つことが重要（細
  菌繁殖の問題より）。
- ラクツロース製剤は、αグルコシダーゼ阻害薬の消化器症状（腸
  内ガスの発生や下痢等）が増強される可能性がある。

●絶対ダメ！●

- アミノレバENは、牛乳アレルギーの患者には使用しない。
- アミノ酸製剤を調整する時は、熱湯を使用してはならない。

- アミノ酸製剤は、肝障害以外のアミノ酸代謝障害の患者に使用すると高アミノ酸血症を発現する危険があるため禁忌となっている。
- アミノ酸製剤は、重症糖尿病やステロイド大量投与で糖代謝異常が疑われる患者に投与すると、高血糖が現れる可能性があるため禁忌となっている。

消化器系の薬

肝炎治療薬（1）
インターフェロン製剤

❶インターフェロン製剤　❷PEGインターフェロン

Point

- ウイルス性肝炎は（B型肝炎ウイルス、C型肝炎ウイルスなど）の感染によるものが多い。
- インターフェロン（IFN）はウイルスの侵入や腫瘍細胞など発現など、体内異物に対して産生されるサイトカインの一種である。
- IFN製剤は、元々は作用の持続時間が短いため、連日または週3回の投与が必要であった。ペグインターフェロン（PEG-IFN）は、IFNにペグ（PEG：ポリエチレングリコール）を結合させることにより、皮下投与されたIFNの吸収や体内での分解を遅らせることで作用時間を長くし、週1回の投与を可能となった。

●作用機序●

- IFNが結合した細胞内ではウイルスの増殖に必要な遺伝子を分解したり、ウイルス由来の蛋白質の合成を抑制することで抗ウイルス作用を発現する。

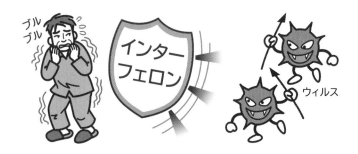

一般名	剤型・規格
❶ インターフェロンα製剤 商 スミフェロン注	HBV：1回300万〜600万単位を連日又は週3回投与（im, sc） HCV：1回300万〜900万単位を連日又は週3回投与（im, sc）
インターフェロンβ製剤 商 フエロン注射用	HBV：1回300万単位を初日1回，以後6日間1日1〜2回，2週目より連日投与（iv, Div） HCV：1回300万〜600万単位を連日投与（iv, Div）
❷ ペグインターフェロン-α-2a製剤 商 ペガシス皮下注	HBV：週1回90μg皮下投与 HCV（リバビリンとの併用にて皮下注） （セログループ1）週1回180μg投与 （C型代償性肝硬変）週1回90μg投与
ペグインターフェロンα-2b製剤 商 ペグイントロン皮下注用	HCV（リバビリンとの併用にて皮下注） （C型慢性肝炎）週1回1.5μg/kg投与 （C型代償性肝硬変）週1回1.0μg/kg投与

消化器系の薬

- HCVに感染した肝細胞表面のIFN受容体に結合することで、NK細胞などが活性化（感染細胞の目印となる）され、ウイルス感染細胞への直接攻撃が促される。
- 従来のIFN製剤は作用の持続性が短いが、IFNにペグ（PEG：ポリエチレングリコール）を結合させることで注射後のIFNの吸収・分解を遅らせ、投与間隔を長くすることが可能となった。

●看護師からのポイント●

- HCVへの治療のみ認められている（B型肝炎には投与できない）インターフェロンがあるので注意する。
- 投与により投与初期にインフルエンザ様症状（発熱、悪寒、頭痛、全身倦怠感、関節痛などのインフルエンザに類似した症状）、中期以降に消化器症状（食欲不振、吐き気、下痢、口内炎）などが現れる場合がある
- HCVへの投与には、RNA検査が陽性であることが確認されてい

ることが必須である。また、ウイルスのタイプや血中のウイルス
量によって用法・用量がことなるので注意が必要である。

- 頻度は低いが、精神神経系症状（抑うつ症状）や間質性肺炎（乾咳、
息切れ）の発現には特に注意が必要である。
- 一部の肝薬物代謝酵素（CYP1A2など）の活性阻害をするため、
併用薬との相互作用（テオフィリンの血中濃度上昇など）の有無
を確認することが重要である。

●絶対ダメ！●

- インターフェロン アルファ製剤は、小柴胡湯との併用で間質性
肺炎の発生が高くなることが報告されているので併用は禁忌とな
っている。
- リバビリンとの併用が必ず必要なインターフェロン製剤があるの
で注意する。

肝炎治療薬（2）
B型肝炎ウイルス治療薬

> ## Point
> ■ 我が国での慢性肝炎や肝硬変・肝がんの約20%、劇症肝炎の30%
> 　～40%がB型肝炎ウイルス（HBV）によるといわれている。
> ■ 出生時または乳幼児期の感染による持続感染キャリアの10～15%
> 　が慢性肝疾患（慢性肝炎、肝硬変、肝細胞癌）へ移行する。
> ■ B型慢性肝炎の治療ガイドラインによる基本的な治療方針では、35
> 　歳未満はIFN、35歳以上はHBVDNAの持続的陰性化を目指して核
> 　酸アナログ製剤（ラミブジンなど）の使用が推奨されている。

●作用機序●

- B型肝炎ウイルス治療薬は、HBVの複製に必要なDNAポリメラ
  ーゼを阻害し、増殖を抑えることで抗ウイルス作用を発現する。
- HBVの治療にはインターフェロンも用いられる（肝炎治療薬
  （1）参照）。

●看護師からのポイント●

- エンテカビル製剤は、食事の影響により薬の吸収率が低下する場
  合があるため、空腹時（食後2時間以降かつ次の食事の2時間前）
  に服用しなければならない。他の合併症に対する併用薬がある場
  合には、食後に一緒に服用しないように注意が必要である。
- ラミブジン（ゼフィックス）やテノホビル ジソプロキシル（テノ
  ゼット）は、腎機能障害患者では血中濃度が上昇するので、腎機
  能の低下に応じて投与方法を変更する必要がある（添付文書参
  照）。

一般名	剤型・規格
Ｇ ラミブジン 商 ゼフィックス 商 エピビル	錠 300mg, 150mg, 100mg
Ｇ エンテカビル 商 バラクルード	錠 0.5mg
アデホビル ピボキシル製剤 商 ヘプセラ	錠 10mg ラミブジンと必ず併用
テノホビル ジソプロキシルフマル酸塩 (TDF) 製剤 商 テノゼット	錠 300mg
テノホビル アラフェナミドフマル酸塩 (TAF) 製剤 商 ベムリディ	錠 25mg

- ラミブジンはST合剤との併用により、ラミブジンの血中濃度の上昇により作用が増強する。
- アデホビルピボキシルはイブプロフェンとの併用により、アデホビル ピボキシルの血中濃度の上昇により作用が増強する。

●絶対ダメ！●

- ベムリディはリファンピシンやセイヨウオトギリソウ(セント・ジョーンズ・ワート)含有食品との併用すると、肝薬物代謝酵素の誘導や消化管の排泄系トランスポーターであるP-gpの誘導作用が起きるため、薬物の血漿中濃度が低下し本剤の効果が減弱するおそれがあるので併用してはいけない。
- ラミブジン耐性がみられた患者に対してアデホビルピボキシルを投与する場合には、ラミブジンと必ず併用する(ラミブジンを中止しアデホビルピボキシルの単独投与はガイドラインで推奨されていない)。

肝炎治療薬（3）
C型肝炎ウイルス治療薬

❶RNAポリメラーゼ阻害薬　❷プロテアーゼ阻害薬
❸非構造蛋白5A（NS5A）阻害薬　❹配合剤

Point

■ C型慢性肝炎は自覚症状に乏しく、肝臓病変の進行も緩やかである。
しかし、自然治癒することはまれで、25～30年という長い経過を
たどって肝硬変や肝がんへと進展する。

■ 現在は、直接作用型抗ウイルス剤（DAAs：direct acting antivirals）
と呼ばれる経口薬の多くが承認され、インターフェロンを用いない
治療法（IFNフリー治療法）が可能になっている。

■ DAA治療薬は、HCV増殖のさまざまな段階で必要な酵素などの働き
を阻害することで作用を発現している。

●作用機序●

- HCVの肝細胞内増殖でのRNA複製時に働くRNAポリメラーゼ
（NS5Bポリメラーゼ）を阻害する。

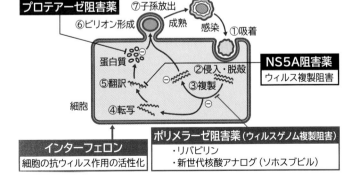

105

一般名	剤型・規格
❶ Ｇリバビリン 商コペガス 商レベトール	錠200mg PEG-IFN やソホスブビルとの併用が必須
ソホスブビル 商ソバルディ	錠400mg リバビリンとの併用
❷ アスナプレビル 商スンベプラカプセル	錠100mg ダクラタスビルとの併用
グラゾプレビル 商グラジナ	錠50mg エルバスビルとの併用
❸ ダクラタスビル 商ダクルインザ	錠60mg アスナプレビルとの併用
エルバスビル 商エレルサ	錠50mg グラゾプレビルと併用
❹ ハーボニー配合錠 レジパスビル(分類❸) ソホスブビル(分類❶)	錠 レジパスビル：90mg含有 ソホスブビル：400mg含有
ジメンシー配合錠 ダクラタスビル(分類❸) アスナプレビル(分類❷) ベクラブビル(分類❶)	錠 ダクラタスビル：15mg含有 アスナプレビル：100mg含有 ベクラブビル：37.5mg含有
マヴィレット配合錠 グレカプレビル(分類❷) ピブレンタスビル(分類❸)	錠 グレカプレビル：300mg含有 ピブレンタスビル：120mg含有
エプクルーサ配合錠 ソホスブビル(分類❶) ベルパタスビル(分類❸)	錠 ソホスブビル：400mg含有 ベルパタスビル：100mg含有

表中の分類❶〜❸は阻害の作用機序を表す。

- HCV複製に使用する蛋白質を新しいウイルスに適した形(構造物)に整える際に働くプロテアーゼ(NS3/4Aプロテアーゼ)を阻害する。
- HCVの増殖において、複製したRNAや蛋白質からHCVの完成品を組み立てる過程で形成されるHCV複製複合体(NS5A)の形

成を阻害する。

- 上記の作用機序のDAA薬に加えて、免疫調整作用をもつリバビリンもHCVへの抗ウイルス薬としてIFNとの併用にてC型肝炎治療に用いられる。

•看護師からのポイント•

- リバビリン製剤は併用薬が必要であるが、コペガスとレベトールで併用する薬物が異なるので注意が必要である。
- ダクルインザやスンベプラはグレープフルーツジュースとの併用で血中濃度上昇の危険がある。

•絶対ダメ！•

- リバビリンは催奇形性があるので妊婦やパートナーが妊娠中の場合には禁忌である。
- DAAの多くは薬物代謝酵素CYP3A4の阻害や誘導する薬物との併用は血中濃度に大きな変化を起こすので禁忌である（各薬物の添付文書を参照）。

膵疾患治療薬

●蛋白分解酵素阻害薬　❷COMT阻害薬　❸鎮痙薬　❹その他

Point

- 膵臓は、糖を分解するアミラーゼ、中性脂肪を分解するリパーゼ、蛋白質を分解するトリプシンなどの消化酵素を分泌する。蛋白分解酵素であるトリプシンは、十二指腸に分泌されると活性化する。しかし、何らかの原因によって膵臓内で活性化した場合、連鎖反応的にほかの蛋白分解酵素（キモトリプシン、カリクレイン、エラスターゼ、ホスホリパーゼなど）も活性化し、膵臓自身が消化される。その結果、膵臓の浮腫、壊死、出血などが起きる。この状態を膵炎という。
- 通常、膵炎は急性と慢性に分類される。さらに、臨床的には急性の再発生膵炎と慢性の再発性膵炎がみられる。
- 急性膵炎は、血漿アミラーゼ、リパーゼ値が基準値上限の5倍以上に上昇することにより診断される。
- 基本的に、軽症〜中等症例の治療は、数日間の絶食と胃液の吸引により膵臓からの消化酵素の分泌を抑制すると同時に、適切な輸液管理を行って栄養や水分を非経口的に補給する。そのうえで、膵蛋白分解酵素に対する酵素阻害薬と、感染予防の抗菌薬、腹痛に対する鎮痛薬が投与される。
- 重症例は、多臓器不全やDICに対する全身管理が必要になる。

●作用機序●

- 蛋白分解酵素阻害薬は、膵液中の蛋白分解酵素（トリプシンなど）の活性化を防ぎ、自己消化を抑える。
- 蛋白分解酵素阻害薬は、トロンビンや活性型第X因子などの血液凝固系や、プラスミン、ウロキナーゼなどの線溶系の酵素に対する阻害作用をもつためDIC治療に用いられる。

一般名	剤型・規格
❶ ウリナスタチン 商 ミラクリッド	注 10万単位、5万単位、2万5千単位
G ナファモスタット 商 フサン	注 150mg, 100mg, 50mg, 10mg
G ガベキサート 商 エフオーワイ	注 150mg, 100mg
G カモスタット 商 フオイパン	錠 100mg
❷ フロプロピオン 商 コスパノン	錠 80mg, 40mg カ 40mg
❸ G ブチルスコポラミン 商 ブスコパン	錠 10mg 注 20mg, 10mg
G チメピジウム 商 セスデン	錠 カ 30mg 細 6% 注 7.5mg
ブトロピウム 商 コリオパン	錠 10mg カ 5mg 顆 2%
❹ トレピブトン 商 スパカール	錠 40mg 細 10%
G シチコリン 商 ニコリンH	注 1000mg, 500mg, 250mg, 100mg

- COMT阻害薬により交感神経刺激を高める、あるいは抗コリン作用により副交感神経を抑制することでOddi括約筋を弛緩させ、膵液の十二指腸への流出を促すとともに逆流を防ぐ。
- トレピブトンも膵液の十二指腸への排出口であるOddi括約筋を弛緩させて膵液流出の促進により胆のうや胆管の内圧を低下させ痛みをやわらげる。
- シチコリンは、細胞膜の構成成分であるレシチンの合成促進と分解抑制により、細胞の傷害を軽減させる。

109

- 蛋白分解酵素阻害薬の注射薬は、配合変化を起こすことが多いので、他剤との混合を避けて溶解後は速やかに使用する。

- 激しい痛みに対してモルヒネを使用すると、Oddi括約筋を収縮させ、膵液の流出を傷害するので禁忌となっている。抗コリン薬でOddi括約筋を弛緩させるとともに、ブプレノルフィンやペンタゾシンを使用する。

炎症性腸疾患治療薬（1）

❶5-ASA製剤　❷副腎皮質ステロイド薬

Point

- 潰瘍性大腸炎とクローン病は、炎症性腸疾患と総称され特定疾患に指定されている。明確な原因は現在でも明らかになっていない。
- 潰瘍性大腸炎は大腸に限局する粘膜病変で、連続性のびらんや潰瘍ができる。粘血便を伴う頻回の下痢や腹痛、発熱、体重減少を伴う。
- クローン病は、腸病変が主だが口から肛門までの消化管のどの部分にも炎症が起きる可能性がある。炎症は不連続に起こるが、症状は潰瘍性大腸炎と似ている。
- 軽症及び中等症例では5-ASA製剤（メサラジン）にて寛解導入を行なう。
- 5-ASA製剤で無効の症例や重症例では、副腎皮質ステロイドを用いて寛解導入を行う。

●作用機序●

- 5-ASAは、炎症の原因となるインターロイキンの産生を抑制したり、炎症細胞がだす活性酸素を除去することにより、腸管粘膜の炎症を鎮め抗炎症作用を発現すると考えられている。
- サラゾスルファピリジンは大腸で腸内細菌により5-ASAに分解され抗炎症作用を発現すると考えられている。大腸の腸内細菌の分解が薬物の活性発現に必要なため、小腸に病変があるクローン病には効果が期待できない。
- 一方メサラジンは、直接作用するため、小腸病変にも効果があるため、クローン病治療に用いられる。
- 副腎皮質ステロイドは、種々のサイトカイン産生を抑制したり、炎症物質であるプロスタグランジンの産生を抑制することで炎症を強力に抑制する。

111

	一般名	剤型・規格
❶	Ⓖ サラゾスルファピリジン 商 サラゾピリン錠 商 サラゾピリン坐薬	錠 500mg 坐 500mg
	Ⓖ メサラジン 商 ペンタサ	〈潰瘍性大腸炎・クローン病〉 錠 500mg, 250mg 顆 94%, 50% 腸溶錠 400mg〈潰瘍性大腸炎のみ〉 注腸製剤 1g〈潰瘍性大腸炎のみ〉 坐 1g〈潰瘍性大腸炎のみ〉
	商 アサコール錠	〈潰瘍性大腸炎のみ〉 錠 400mg
❷	Ⓖ プレドニゾロン 商 プレドニン 商 プレドネマ注腸	〈潰瘍性大腸炎のみ〉 錠 複数の規格あり 注腸製剤 20mg
	Ⓖ ブデソニド 商 レクタブル2mg注腸 商 ゼンタコート	〈潰瘍性大腸炎のみ〉 直腸内噴射 (1プッシュ2mg) 〈クローン病のみ〉 カ 3mg
	Ⓖ ベタメタゾン 商 リンデロン錠、坐薬 商 ステロネマ注腸	〈潰瘍性大腸炎のみ〉 錠 0.5mg 坐 1mg, 0.5mg 注腸製剤 3mg, 1.5mg

●看護師からのポイント●

- 副腎皮質ステロイドは、内服により様々な副作用発現の危険があるためよる注意深い患者の観察・副作用症状の聴取が必要である。

- サラゾスルファピリジンは、SU剤などの血糖降下作用やワルファリンの抗凝固作用を増強したり、葉酸やジゴキシンの作用を弱めることがある。

- メサラジンは利尿薬や副腎皮質ステロイド薬の作用を増強するため、電解質の低下を起こすことがあるので注意する。

絶対ダメ！

- ペンタサ錠やジェネリック医薬品で腸溶剤となっている薬は、小腸や大腸に薬が到達してから溶け出すような工夫がしてあるので、服用時に噛み砕いたりつぶしたりしてはいけない。

消化器系の薬

炎症性腸疾患治療薬（2）

❶免疫調節薬　❷生物学的製剤（抗体薬）　❸JAK阻害薬

Point

- 5-ASA製剤やステロイドでの治療で十分なコントロールができない症例には、免疫調節薬を用いる。
- 近年、炎症性サイトカインや細胞内の炎症シグナルの調整を作用機序とする生物学的製剤が開発され、臨床現場で広く用いられるようになってきている。
- 生物学的製剤の潰瘍性大腸炎とクローン病の一方のみの適応となっているものがあるので注意が必要。現在、両疾患の適応取得のため順次、治験を実施・承認申請が行われている。

●作用機序●

- 免疫調節薬のアザチオプリンは、吸収後6-MP（メルカプトプリン）に分解され、核酸合成を阻害することにより免疫抑制作用を現す。
- インフリキシマブ、アダリムマブ、ゴリムマブは、炎症性サイトカインのTNF αに対する抗体製剤である。ウステキヌマブは別のインターロイキン（IL-12/23）に対する抗体薬である。これらは全て、炎症時に放出されるサイトカインであり、それらを阻害することにより抗炎症作用を発現する。
- ベドリズマブは、活性化リンパ球上に発現している「α4β7インテグリン」と特異的に結合することで、リンパ球が血管内皮細胞上にある「MAdCAM-1」との結合による「接着」を介した腸粘膜への移動（浸潤・遊走）を抑制して炎症を抑える。
- トファシチニブは細胞内の炎症シグナル（JAK1および3）を抑制することで抗炎症作用を発現する。

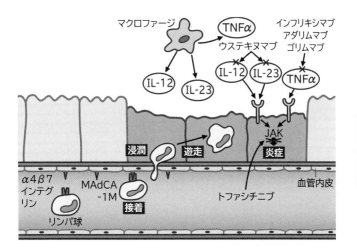

	一般名	剤型・規格
❶	アザチオプリン 商 イムラン 商 アザニン	錠 50mg
❷	抗TNFα抗体 G インフリキシマブ 商 レミケード	〈潰瘍性大腸炎・クローン病〉 注 100mg
	抗TNFα抗体 アダリムマブ 商 ヒュミラ皮下注	〈潰瘍性大腸炎・クローン病〉 皮下注 20mg/0.2mL, 40mg/0.4mL, 80mg/0.8mL, 40mgペン0.4mL, 80mgペン0.8mL
❷	抗TNFα抗体 ゴリムマブ 商 シンポニー皮下注	〈潰瘍性大腸炎〉 皮下注 50mg
	抗IL-12/23抗体 ウステキヌマブ 商 ステラーラ	〈クローン病〉 皮下注 45mg 点滴注 130mg
	抗α4β7インテグリン抗体 ベドリズマブ 商 エンタイビオ点滴静注用	〈潰瘍性大腸炎・クローン病〉 点滴注 300mg
❸	トファシチニブ 商 ゼルヤンツ	〈潰瘍性大腸炎〉 錠 5mg

- 免疫調整剤（アザチオプリン）は、同じ炎症性腸疾患治療薬であるメサラジンやサラゾスルファピリジンとの併用により、骨髄抑制が起こるおそれがあるため、併用する場合には免疫調整剤の減量を考慮して十分注意する。
- 生物学的製剤は、投与時にアナフィラキシーやInfusion reaction（呼吸困難、気管支痙攣、蕁麻疹、潮紅、発疹、血圧変動、心拍数増加等）に注意が必要であるため、投与中は頻回に患者の状態を確認する。
- 生物学的製剤の投与により、重篤な感染症が現れる可能性がある。特に結核に関する十分な問診及び検査を行い、結核感染の有無を確認することが重要である。

●**絶対ダメ！**●

- これらの薬はすべて免疫抑制作用をもつため、決められた用法・用量を守り、絶対に自己判断で休薬や増量はしないこと。
- トファシチニブは薬物代謝酵素CYP3A4を阻害する薬物等の併用により、作用が増強する可能性があるので注意する。

痔疾患治療薬

❶外用薬 ❷内用薬

Point

- 痔疾患は、肛門付近の粘膜や皮下の静脈が瘤のように膨らんだ「痔核（いぼ痔）」や肛門出口付近の皮膚が裂ける「裂肛（切れ痔）」さらには細菌感染によって肛門周囲に化膿性の炎症を起こした「肛門周囲膿瘍（慢性化した場合は痔ろう）」に分類される
- 痔の治療には、痔の悪化を避けるための生活療法、薬物療法、手術療法があるが、薬物療法の対象になるのは痔核（いぼ痔）と裂肛（切れ痔）である。
- 治療の中心は外用薬で、坐薬、軟膏、注入軟膏がある。鎮痛、消炎、血流改善、肉芽形成促進を目的に使用される。
- 内服薬は、抗炎症作用、血流改善作用を目的にしているが、外用薬の補助として使用されることが多い。
- 排便時の肛門部への負担軽減のため、便を柔らかくする薬を使用することもある。

●作用機序●

〈外用剤に含まれる配合成分〉

- 局所麻酔薬（ジブカインなど）：痛みを止める
- 抗ヒスタミン薬（ジフェンヒドラミン）：かゆみを止める
- 抗炎症薬（副腎皮質ステロイド、シコンエキス、エスクロシドなど）
- 血流改善薬（ビタミンE（トコフェロール）、トリベノシド、メリロートエキスなど）
- 肉芽形成促進薬（大腸菌死菌浮遊液）：損傷した組織の修復を促進する
- 抗菌薬（大腸菌死菌浮遊液）：血球遊走能を高めて局所感染防御

一般名	剤型・規格
❶ **G** ジフルコルトロン吉草酸・リドカイン配合剤 **商** ネリプロクト坐剤 **商** ネリプロクト軟膏	**坐** (1個中) ジフルコルトロン吉草酸0.2mg リドカイン40mg含有 **軟** (1g中) ジフルコルトロン吉草酸0.1mg リドカイン20mg含有
G トリベノシド・リドカイン坐剤 **商** ボラザG坐剤 **商** ボラザG軟膏	**坐** (1個中) トリベノシド200mg、リドカイン40mg含有 **軟** (1容器2.4g中) トリベノシド271.2mg、リドカイン54.2mg含有
G ヒドロコルチゾン・フラジオマイシン配合剤 **商** プロクトセディル坐薬 **商** プロクトセディル軟膏	**坐** (1個中) ヒドロコルチゾン5mg、フラジオマイシン7.1mg含有 **軟** (1g中) ヒドロコルチゾン5mg、フラジオマイシン7.1mg含有
G 大腸菌死菌・ヒドロコルチゾン配合剤 **商** ポステリザンF坐薬 **商** 強力ポステリザン軟膏	**坐** (1個中) 大腸菌死菌浮遊液 0.245mL、ヒドロコルチゾン3.75mg含有 **軟** 大腸菌死菌浮遊液 0.163mL、ヒドロコルチゾン2.5mg含有
❷ トリベノシド **商** ヘモクロンカプセル	**力** 200mg
ブロメライン・トコフェロール **商** ヘモナーゼ配合錠	**配合錠** 35,000ブロメライン単位、トコフェロール10mg含有
静脈血管叢エキス **商** ヘモリンガル舌下錠	**舌下錠** 静脈血管叢エキス 0.18mg
G メリロートエキス **商** タカベンス錠	**錠** 25mg

作用を示す

〈内服薬の主な作用機序〉

• 肛門周囲や直腸内部の血流改善により、患部 (痔核) 周囲の浮腫の改善や抗炎症作用によって治癒を促進させる。

••看護師からのポイント••

• OTC薬 (ボラギノールシリーズ) にはステロイド含有と非含有のものがあるので、患者が自分で購入する場合には症状と適切な含

有成分を十分確認することが必要。

- トリベノシド(ヘモクロンカプセルやボラザG坐剤)やブロメライン(ヘモナーゼ配合錠)は、ワルファリンの作用を増強するので注意する。

●絶対ダメ！●

- 副腎皮質ステロイド含有剤は、免疫機能を抑制する作用があるため、局所に化膿性感染症またはウイルス疾患、真菌症のある患者には使用してはならない。
- 局所へのステロイドの長期間使用により、ステロイドの皮膚局所に対する影響のみならず、緑内障や副腎機能の抑制など、全身性の副作用についても十分注意が必要である。

【第4章】

腎・泌尿器系の薬

前立腺肥大治療薬

❶抗男性ホルモン薬　❷α１遮断薬　❸PDE5阻害剤　❹その他

Point

- 前立腺肥大症（BPH）では、尿道閉塞による尿排出困難（尿勢低下、残尿感など）が起こる。
- 下部尿路症状を軽減することによるQOL改善が、治療の基本的な目的となる。
- 一般的な治療にはα１遮断薬が用いられ，症状改善が早期から得られる。

●作用機序●

- 抗男性ホルモン薬：男性ホルモンの活性を低下させることにより、前立腺腺腫の縮小または前立腺腺腫の成長を抑制することにより、尿道への機械的な閉塞を改善する。

- デュタステリド（商品名：アボルブ）：男性ホルモンの1つであるテストステロンからジヒドロテストステロンへ変換させる5α-還元酵素を阻害することで抗男性ホルモン作用を発現する。

- アドレナリンα1受容体を遮断すると下部尿路の平滑筋が弛緩するため、尿道内圧の上昇が抑制される。その結果、前立腺肥大症に伴う排尿障害が改善される。

- ホスホジエステラーゼ（PDE）5の阻害により、前立腺や膀胱平滑筋、下部尿路血管平滑筋内cGMP濃度が上昇することにより、平滑筋が弛緩し下部尿路の閉塞症状を改善させる。

- その他の薬物では、前立腺への直接作用によって、浮腫や炎症が抑えられ、排尿促進や頻尿、残尿感が改善すると考えられている。

一般名	剤型・規格
❶ **G** クロルマジノン **商** プロスタール	**錠** 50mg、25mg **徐放剤** 50mg
カプロン酸ゲストノロン **商** デポスタット	**筋注製剤** 200mg
デュタステリド **商** アボルブ	**カ** 0.5mg
G アリルエストレノール **商** 先発品は販売中止	**錠** 25mg
❷ ウラピジル **商** エブランチル	**カ** 30mg、15mg
G シロドシン **商** ユリーフ	**錠** 4mg、2mg **OD錠** 4mg、2mg
G タムスロシン **商** ハルナール	**OD錠** 0.2mg、0.1mg
テラゾシン **商** ハイトラシン、バソメット	**錠** 2mg、1mg、0.5mg、0.25mg
G ナフトピジル **商** フリバス	**錠** 75mg、50mg、25mg **OD錠** 75mg、50mg、25mg
プラゾシン **商** ミニプレス	**錠** 1mg、0.5mg
❸ タダラフィル **商** ザルティア	**錠** 5mg、2.5mg
❹ アミノ酸製剤 **商** パラプロスト配合カプセル	グルタミン酸 / アラニン / アミノ酢酸
セルニチンポーレンエキス **商** セルニルトン	**錠**
G 植物由来の成分 **商** エビプロスタット配合錠	オオウメガサソウエキス・ハコヤナギエキス配合剤

腎・泌尿器系の薬

•看護師からのポイント•

- 70～80歳代では、70％以上が前立腺肥大症に罹患している。高齢者に多い疾患であるため、他の合併症を有していることが多く、併用薬との相互作用に注意が必要である。

- α1遮断薬は、高血圧にも用いられる薬であって、起立性低血圧による立ち眩みによる転倒の発生に注意が必要である。

●絶対ダメ！●

- PDE5の阻害薬のタダラフィルは、硝酸剤や一酸化窒素（NO）供与剤（ニトログリセリン、亜硝酸アミル、硝酸イソソルビド等）と併用すると、過度の降圧作用が発現し、血圧が低下することがある。硝酸剤や一酸化窒素（NO）供与剤が投与されている患者には投与してはいけない。また、タダラフィルの投与中や投与後に硝酸剤や一酸化窒素（NO）供与剤が投与されないよう十分注意が必要である。

過活動膀胱（神経因性膀胱）・頻尿治療薬

❶抗コリン薬 ❷β3刺激薬 ❸その他

Point

■ 膀胱機能異常による膀胱刺激症状（尿意切迫・頻尿、蓄尿障害）は、前立腺肥大症（BPH）でも起こる。

■ 膀胱刺激症状による過活動膀胱に対しては、抗コリン薬を第一選択薬とする薬物療法が行われる

●作用機序●

• 膀胱平滑筋はアセチルコリンの刺激により収縮するため、抗コリン作用により膀胱の過活動を抑制することで尿意切迫難や頻尿、切迫性尿失禁を改善する。

• 膀胱平滑筋にはアドレナリンのβ3受容体が存在し、刺激により膀胱は弛緩する。β3刺激は膀胱平滑筋を弛緩させることにより蓄尿機能を亢進させ、過活動性膀胱の症状を改善させる。

• フラボキサートは、膀胱平滑筋を弛緩させるとともに、直接的に平滑筋の緊張性を保つ。その結果、排尿力を低下することなく正常な排尿力を保持すると考えられている。

●看護師からのポイント●

• 頻尿は前立腺肥大症に伴う症状であることが多く、前立腺肥大症は比較的高齢者に多い。高齢者に対して抗コリン薬が投与される場合、抗コリン薬の副作用（尿閉、閉塞隅角緑内障、口渇・便秘など）の発現に注意する。

	一般名	剤型・規格
❶	イミダフェナシン 商 ステーブラ、ウリトス	錠 0.1mg OD錠 0.1mg
	G オキシブチニン 商 ポラキス、ネオキシテープ	錠 3mg、2mg、1mg テープ剤
	ソリフェナシン 商 ベシケア	錠 5mg、2.5mg OD錠 5mg、2.5mg
	トルテロジン 商 デトルシトール	カ 4mg、2mg
	フェソテロジン 商 トビエース	錠 8mg、4mg
	G プロピベリン 商 バップフォー	錠 20mg、10mg 細 2%
❷	ビベグロン 商 ベオーバ	錠 50mg
	ミラベグロン 商 ベタニス	錠 50mg、25mg
❸	G フラボキサート 商 ブラダロン	錠 200mg 顆 20%

- β3刺激薬は、併用薬の種類によっては薬物相互作用（代謝の抑制）によって血中の薬物濃度の上昇をおこすため、併用薬の有無や種類に注意をする（薬物代謝酵素CYP3A4を阻害する併用薬には注意が必要である）。

●絶対ダメ！●

- ミラベグロン（β3刺激薬）と一部の抗不整脈薬（フレカイニド、プロパフェノン）の併用は、頻脈・心室細動発現の危険性が増大するため禁忌となっている。

腎疾患治療薬（1）

❶アシドーシス治療薬（尿アルカリ化薬）　❷高カリウム血症治療薬
❸高リン血症治療薬　❹老廃物吸着薬　❺そう痒症治療薬

Point

- 腎機能の低下により、体内の老廃物の排泄障害が生じると尿毒症となり、酸性成分の老廃物が体内に蓄積することによるアシドーシスが生じる。
- 腎臓の尿の生成や排泄機能が低下すると、高カリウム血症・高リン血症が生じる。
- 高リン血症により血中カルシウム低下と副甲状腺ホルモン分泌亢進は、骨からカルシウムの流出（骨吸収）を促進させるため骨がもろくなる。
- 腎不全患者では、抗ヒスタミン薬などは十分な効果が得られない原因不明の全身性の強いかゆみが生じることがある。

・作用機序・

- アシドーシス治療薬の炭酸水素ナトリウム（重曹）は体内で重炭酸イオン（HCO_3^-）となり、酸を中和することでアシドーシスの補正（アルカリ化）する。
- 高カリウム血症治療薬は、腸管内で薬剤成分のポリスチレンスルホン酸のもつ陽イオン（カルシウムイオンやナトリウムイオン）を腸管内のカリウムイオンと交換することでポリスチレンスルホン酸樹脂となり、腸管内カリウムイオンを体外に排泄して血中のカリウムを低下させる（陽イオン交換樹脂製剤）。
- 消化管内でリンを吸着する作用により血液中のリンの濃度上昇を抑えることで高リン血症を改善させる。
- 活性炭のもつ化学物質との吸着作用により、腎機能障害のために

一般名	剤型・規格
❶ Ｇ 炭酸水素ナトリウム 商 炭酸水素ナトリウム	錠 500mg 原末
Ｇ クエン酸 商 ウラリット	クエン酸カリウム / クエン酸ナトリウム 配合錠 配合散
❷ Ｇ ポリスチレンスルホン酸 商 カリメート、カリエード 商 ケイキサレート、その他	散 経口液 DS
❸ Ｇ 炭酸ランタン 商 ホスレノール	チュアブル錠 500mg、250mg OD錠 500mg、250mg 細粒分包 500mg、250mg
セベラマー塩酸塩 商 レナジェル、フォスブロック	錠 250mg
クエン酸第二鉄水和物 商 リオナ	錠 250mg
ビキサロマー 商 キックリン	カ 250mg 顆 86.2%
スクロオキシ水酸化鉄 商 ピートル	チュアブル錠 500mg、250mg 細粒分包 500mg、250mg
Ｇ 沈降炭酸カルシウム 商 カルタン	錠 500mg、250mg OD錠 500mg、250mg 細 83%
❹ 球形吸着炭 商 クレメジン	速崩錠 500mg、カ 200mg 細粒分包 2g
❺ Ｇ ナルフラフィン 商 レミッチ、ノピコール	カ 2.5μg OD錠 2.5μg

　排泄できない毒素を体内に吸収する前に吸着し、便と共に排泄することで尿毒症を改善する。

• ナルフラフィンはオピオイド受容体のサブタイプである κ 受容体に選択的に作用することで、腎不全時に生じる掻痒症が改善する。

- 腎疾患治療で用いる陽イオン交換樹脂製剤や球形吸着炭は、他剤を同時に服用した場合、併用薬と吸着をすることにより吸収減少や効果減弱を起こす可能性があるため、併用薬との投与間隔をあける必要があることを、患者には十分に指導する必要がある。

●絶対ダメ！●

- 陽イオン交換樹脂製剤は腸閉塞では使用してはいけない。

腎・泌尿器系の薬

腎疾患治療薬（２）

❶腎性貧血治療薬　❷活性型ビタミンD₃製剤

Point

- 腎臓は内分泌機能として造血ホルモン（エリスロポエチン）を産生している。腎機能の低下により「腎性貧血」が発症する。
- 腎性貧血に対する治療の第１選択は、赤血球造血刺激因子製剤（ESA製剤：Erythropoiesis Stimulating Agent）が用いられる。
- 腎機能の低下による骨の生成に不可欠な活性型ビタミンD₃（VD₃）の体内合成の減少は、「骨粗しょう症」の原因となる

●作用機序●

- ESA製剤は、ヒト体内で産生されるエリスロポエチンと同じ構造のものが、遺伝子組換えによってつくられたものである。赤血球の前駆細胞に作用して、造血作用を発揮し、腎性貧血を改善する。

- 生体は低酸素状態（標高の高い高地など）におかれると、生理学的反応（低酸素誘導因子（HIF：hypoxia inducible factor）の合成）によって赤血球生成が活性化される。このHIFはHIF-プロリン水酸化酵素（HIF-PH）で分解され、赤血球合成の促進は停止する。ロキサデュスタットはこのHIF-PHを阻害ことにより、正常酸素状態でも持続的に赤血球生成を活性化することにより造血作用を発現する腎性貧血治療薬である。

- VD₃製剤には、活性型構造の前駆体の形（1α-OH-D3など）で投与され、肝臓にて代謝されて1α, 25-$(OH)_2D_3$となり生体内活性を発現するものと、そのまま体内でVD₃として作用するものがある。

一般名	剤型・規格
❶ エポエチンアルファ **BS** **商** エスポー	**注** 3000、1500、750単位 **皮下注** 24000、12000、9000、6000単位
エポエチンベータ **商** エポジン	**注** 6000、3000、1500、750単位 **皮下注** 24000、12000、9000単位
エポエチンベータペゴル **商** ミルセラ	**注** 250、200、150、100、75、50、25、12.5µg
ダルベポエチンアルファ **BS** **商** ネスプ	**注** 180、120、60、40、30、20、15、10、5µg
ロキサデュスタット **商** エベレンゾ	**錠** 100、50、20mg
❷ **G** アルファカルシドール **商** アルファロール **商** ワンアルファ錠	**カ** 3µg、1µg、0.5µg、2.5µg **散** 1µg、**内用液** 0.5µg、 **錠** 1µg、0.5µg、0.25µg
エルデカルシトール **商** エディロール	**カ** 0.75µg、0.5µg
G カルシトリオール **商** ロカルトロール	**カ** 0.5µg、0.25µg **注** 1µg、0.5µg
ファレカルシトリオール **商** フルスタン、ホーネル	**錠** 0.3µg、0.15µg
G マキサカルシトール **商** オキサロール	**注** 10µg、5µg、2.5µg

BS：生物製剤の後発品（BioSimilar）

腎・泌尿器系の薬

•看護師からのポイント•

- 腎性貧血に対するESA製剤使用時は、鉄剤を併用する場合がある。鉄剤は便秘を起こす場合が多い。腎機能障害の患者にとっての便秘は、消化管内でリンや尿毒症の毒素の吸収を増やす危険から好ましくないため、自己判断で鉄剤の服用を中止することないように服薬の指導が重要である。

- 腎疾患ではさまざまな合併症の発現があるため併用薬が多い。薬物間の相互作用に注意が必要な薬物が併用される状況も多く、服

用方法が複雑になりがちであるため、患者が正しく服用方法を理解していることが、治療効果においても、安全性においても重要である。比較的高齢の患者も多いことから、経過観察中に何度も服用方法の理解度を確認することは極めて重要である。

●絶対ダメ！●

- ロキサデュスタットは、腎障害患者において高リン血症治療薬（リン吸着薬）として併用されるセベラマー炭酸塩や酢酸カルシウムにより吸収が低下する。リン吸着薬の投与の併用は、少なくとも1時間あける（前または後に）。

- 活性型ビタミンD_3は、Mg製剤の吸収を促進する。腎機能障害患者では、高Mg血症に注意が必要であるため、併用には十分な注意が必要である。

- 腎疾患患者では、薬物の排泄機能の低下により、血中濃度の上昇や体内での薬物の貯留時間の延長（消失時間の延長）が起こりやすくなっている。自己判断での用法容量の変更は、予想外の薬物濃度の上昇による薬物有害作用の発現の危険を高めるので、絶対にしてはいけない（用法容量の十分な説明と理解が必要である）。

【第5章】

内分泌・代謝系の薬

糖尿病治療薬（1）

経口糖尿病治療薬①

・・

❶スルフォニウム尿素製剤
❷速効型インスリン分泌促進薬（グリニド系）

・・

Point

■ 糖尿病は、インスリンの作用不足により高血糖が持続し、代謝異常をきたす症候群である。インスリンの分泌不全とインスリンの作用障害（インスリン抵抗性）によって起こる。

■ 治療では、食事療法、運動療法によりインスリンの節約、感受性の改善を行い、薬物療法では経口血糖降下薬、インスリン注射などが主に使用される。

●作用機序●

• 膵臓 β 細胞のスルフォニル尿素受容体を刺激して、ATP依存性 K^+ チャンネルを閉鎖することで、細胞の脱分極を促し、電位依存的 Ca^{2+} チャンネルからの Ca^{2+} の細胞流入の刺激によるインスリン分泌を刺激する。

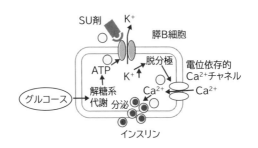

一般名	剤型・規格
❶ アセトヘキサミド 商 ジメリン	錠 250mg
クロルプロパミド 商 アベマイド	錠 250mg
G グリクラジド 商 グリミクロン	錠 40mg、20mg
グリクロピラミド 商 デアメリンS	錠 250mg
G グリベンクラミド 商 オイグルコン、ダオニール	錠 2.5mg、1.25mg
G グリメピリド 商 アマリール	錠 3mg、1mg、0.5mg OD錠 3mg、1mg、0.5mg
❷ G ナテグリニド 商 スターシス 商 ファスティック	錠 90mg、30mg
G レパグリニド 商 シュアポスト	錠 0.5mg、0.25mg
G ミチグリニド 商 グルファスト	錠 10mg、5mg OD錠 10mg、5mg

- 速効型インスリン分泌促進薬は、SU剤と比較して「速やかに効き、はやく効果がなくなる」という特徴から、食後高血糖の改善で用いる（通常、食直前：食事摂取前10分以内）。

•看護師からのポイント•

- SU剤は血糖降下作用が強力である一方で、低血糖に注意が必要である。冷や汗、気持ちが悪くなる、手足がふるえる、ふらつく、力のぬけた感じなど、低血糖の症状について患者に十分な理解を求めるとともに、低血糖に対応するため糖分などの携帯をすることの重要性を十分理解させる。

〈ＳＵ剤の二次無効に対するインスリン療法〉

　二次無効とは経口血糖降下薬の効果がなくなること。2型糖尿病のＳＵ剤無効例に対して、膵臓のβ細胞休息のためのインスリン療法は、内因性インスリン分泌を回復させ、インスリンの働きをよくすることで、一生涯のインスリン療法の継続をしなくてもよいことを期待するものである。

●絶対ダメ！●

- 糖尿病の患者さんは、他の合併症に対する併用薬を服用していることが多くある。ＳＵ剤と併用薬との間で、薬物代謝酵素を介する薬物相互作用が生じると、ＳＵ剤の血中濃度の上昇などによる血糖降下作用の増強が起こる場合がある。低血糖発作は、意識レベルに影響する場合もあるため、運転などの状況での薬物相互作用が生じるのは非常に危険です。医師の指示通りに併用薬の服用が重要である。

糖尿病治療薬（2）

経口糖尿病治療薬②

αグルコシダーゼ阻害薬

Point

■ 2型糖尿病の発症には、食後の血糖上昇に対応して瞬時に起こるインスリンの追加分泌の欠如または低下に起因していると考えられている。

■ 高血糖が持続することで、膵臓β細胞のインスリン分泌能が低下し、末梢組織のインスリン抵抗性を増大させ高血糖を助長する（糖毒性）。

●作用機序●

- 摂取された食物の糖質は、小腸上部でαグルコシダーゼにより単糖に分解され吸収される。αグルコシダーゼ阻害薬は、この反応を阻害することで糖質の消化・吸収を遅らせることにより、食後の急激な血糖上昇を抑える。

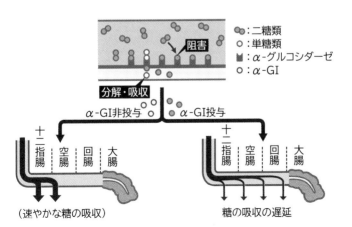

一般名	剤型・規格
Ⓖ アカルボース 商 グルコバイ	錠 100mg、50mg OD錠 100mg、50mg
Ⓖ ミグリトール 商 セイブル	錠 75mg、50mg、25mg OD錠 75mg、50mg、25mg
Ⓖ ボグリボース 商 ベイスン	錠 0.3mg、0.2mg OD錠 0.3mg、0.2mg

•看護師からのポイント•

- 低血糖発作の発現時には、速やかな糖分の摂取が重要であるが、砂糖（二糖類）が吸収されるブドウ糖（単糖類）に分解されるためにはαグルコシダーゼの作用が必要であるため、αグルコシダーゼ阻害薬を服用しているときは直接単糖類であるブドウ糖を取るようにしなくてはいけない。

- 食後の血糖上昇を抑制するため、食直前（一般的には、食事を摂る前の10分以内）に服用することが求められている。食事開始よりもあまり早く服用すると、食事の前に血糖降下作用が発現するために低血糖などが起こる場合があるため、食事と服用のタイミングを正しく理解していることが重要である。

- ラクツロースとの併用により、消化器系の副作用が増強するので注意する。

•絶対ダメ！•

- 糖質の吸収が抑制された結果、大腸へ移行した未消化の糖の一部が腸内細菌による発酵により、腹部膨満（腸管内のガス）や放屁（おなら）などを副作用として生じさせる場合がある。

- 開腹手術の既往や腸閉塞の既往のある患者では、過剰に貯留する腸内ガスにより腸閉塞などが起こる可能性があるので投与には注意が必要である。

糖尿病治療薬（3）

経口糖尿病治療薬③

❶インスリン抵抗性改善薬（チアゾリジン系）　❷ビグアナイド薬

Point

- インスリン抵抗性とは、組織におけるインスリンの感受性が低下し、インスリンの作用が十分に発現されない状態をいう。主に肝臓、筋肉、脂肪組織できたす。原因は、内臓脂肪の蓄積によるTNF-α（インスリン抵抗性の誘導、血管内皮細胞の障害、血栓形成傾向の増大に関与）の増加やアディポネクチン（糖の取り込み促進、インスリン感受性の上昇）の減少が考えられている。
- 過食や運動不足によりインスリン抵抗性が加わると、耐糖能異常から糖尿病を発症する。

●作用機序●

- 肥大化した脂肪細胞は、ブドウ糖の取り込みが悪くなったり、インスリン抵抗性を惹起する物質を出す。インスリン抵抗性改善薬

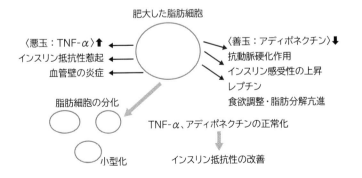

139

	一般名	剤型・規格
❶	Ⓖ ピオグリタゾン 商 アクトス	錠 30mg、15mg OD錠 30mg、15mg
❷	Ⓖ メトホルミン 商 グリコラン 商 メトグルコ	錠 250mg

（チアゾリン系薬）は、肥大化した脂肪細胞を小型の脂肪細胞に分化させ、インスリン抵抗を改善させる。
- また、TNF-αの過剰分泌を抑制し、アディポネクチンを正常化させる。
- さらには、肝臓、筋肉のインスリン感受性を向上させたり、肝臓での糖新生を抑制する。
- ビグアナイド系薬は、肝臓での糖新生抑制作用、小腸での糖吸収抑制、筋肉と脂肪細胞でのグルコース取り込み亢進によって、抗糖尿病作用を発現する。

●看護師からのポイント●

- インスリン抵抗性改善薬では副作用として浮腫（むくみ）が起こる場合がある。「靴がきつくなった」「指輪が外しにくくなった」など、患者の何気ない表現からむくみが発現している兆候を見つけることは、看護師として重要なことである。

●絶対ダメ！●

- ビグアナイド系は、重篤な乳酸アシドーシスの発現で死亡例も出ているので、既往がある患者さんには絶対に投与してはいけない。問診での確認がとても重要になる。

〈糖尿病性神経障害治療薬〉

ブドウ糖からアルドース還元酵素によって生成されるソルビトー

ルが神経細胞内に蓄積することで糖尿病性神経障害は発生する。ア
ルドース還元酵素阻害薬は、ソルビトール生成を抑えることにより
神経障害の症状を和らげる。

　主な医薬品として、エパルレスタット（商品名：キネダック）、
メキシレチン（商品名：メキシチール）などがある。

糖尿病治療薬（4）
インクレチン系糖尿病治療薬

❶DPP-4阻害薬　❷GLP-1受容体作動薬

Point

■ インクレチンとは、GLP-1（glucagon-like peptide-1）やGIP（glucose-dependent insulinotropic polypeptide）などの消化管ホルモンの総称である。
■ 血糖値が正常以下の場合にインクレチンはインスリン分泌を促進しない。
■ インクレチンはインスリン分泌促進以外に、膵臓のβ細胞増加や膵臓のα細胞のグルカゴン分泌抑制などの膵臓に対する作用に加え、食欲抑制や糖の脂肪組織への取り込み促進などの膵外作用も持つと考えられている。

●作用機序●

- DPP-4阻害薬は、GLP-1の分解酵素であるDPP-4（dipeptidyl peptidase-4）を阻害し、GLP-1が分解されることによる血糖降下作用の減弱を抑制する。
- GLP-1受容体作動薬は、体内で生成されるGLP-1と同様にGLP-1受容体を刺激することで血糖を下げる。

●看護師からのポイント●

- DPP-4阻害薬は、低血糖を起こしにくい薬理作用となっているが、食事摂取や運動量によっては低血糖となる可能性があることを十分に理解しておくことが重要である。
- 他の薬理作用を有する経口糖尿病薬との配合剤が何種類も販売さ

一般名	剤型・規格
❶ アナグリプチン 商 スイニー	錠 100mg
アログリプチン 商 ネシーナ錠	錠 25mg、12.5mg、6.25mg
リナグリプチン 商 トラゼンタ	錠 5mg
オマリグリプチン 商 マリゼブ	錠 25mg、12.5mg
サキサグリプチン 商 オングリザ	錠 5mg、2.5mg
シタグリプチンリン 商 グラクティブ、ジャヌビア	錠 100、50、25、12.5mg
テネリグリプチン 商 テネリア	錠 40mg、20mg
トレラグリプチン 商 ザファテック	錠 100mg、50mg、25mg
ビルダグリプチン 商 エクア	錠 50mg
❷ リラグルチド 商 ビクトーザ皮下注	皮下注 18mg/3mL
インスリン デグルデク/リラグルチド 商 ゾルトファイ配合注	皮下注 1ドーズ中：1単位/0.036mg
エキセナチド 商 バイエッタ皮下注 商 ビデュリオン皮下注	皮下注 10μg、5μg 皮下注 2mg
デュラグルチド 商 トルリシティ皮下注	皮下注 0.75mg/0.5mL
リキシセナチド 商 リキスミア皮下注	皮下注 300μg/3mL

れている。どのような作用を有する配合剤であるか、正しく理解
しておくことが副作用に正しく対応するためには必要である。

- GLP-1受容体作動薬はインスリン分泌を促進するため、食事の前

に投与する必要がある。投与後に適切に食事摂取をしないと、低血糖発症の危険性があることを十分に説明することが重要である。

●絶対ダメ！●

- アナグリプチン（商品名：スイニー）は、腎臓から排泄されるため、腎機能障害を有する患者には使用を控える必要がある。
- 併用薬によりこれらの薬物の代謝が変化すると、想定外の低血糖に陥る危険があるため、患者の自己判断で市販薬を含め併用薬の使用をしないことが重要である。

糖尿病治療薬（5）
経口糖尿病治療薬

SGLT2阻害薬

Point

■ 糸球体でろ過された糖は、腎臓の尿細管で尿から血液へ再吸収される。

■ 腎糸球体での糖の再吸収は、ナトリウム・グルコース共役輸送体（sodium/glucose cotransporter 2：SGLT2）によって行われている。

●作用機序●

- SGLT2阻害薬は、尿細管における糖の再吸収を阻害することで血糖値を下げる。

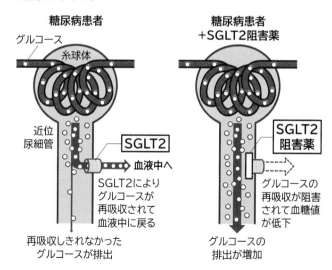

糖尿病患者

グルコース
糸球体

近位
尿細管

SGLT2
血液中へ

SGLT2により
グルコースが
再吸収されて
血液中に戻る

再吸収しきれなかった
グルコースが排出

**糖尿病患者
+SGLT2阻害薬**

SGLT2
阻害薬

グルコースの
再吸収が阻害
されて血糖値
が低下

グルコースの
排出が増加

一般名	剤型・規格
イプラグリフロジン 商 スーグラ錠	錠 50mg、25mg
エンパグリフロジン 商 ジャディアンス	錠 25mg、10mg
カナグリフロジン 商 カナグル	錠 100mg
ダパグリフロジン 商 フォシーガ	錠 10mg、5mg
トホグリフロジン 商 アプルウェイ 商 デベルザ	錠 20mg
ルセオグリフロジン 商 ルセフィ	錠 5mg、2.5mg

●看護師からのポイント●

- SGLT2阻害薬は、インスリンによる糖代謝機構に影響することなく血糖値を下げるため低血糖の発生は少ないが、他の経口糖尿病薬との配合剤の服用や併用をする場合には、低血糖への注意が必要である。
- 糖の再吸収の抑制により尿中の糖の濃度が増加し、浸透圧利尿の効果により尿量も増加する。過度の利尿作用による脱水には注意が必要である。
- 尿中の糖の濃度が高くなるため、尿路感染症に注意が必要である。

●絶対ダメ！●

- 高齢者や合併症治療のために利尿薬を併用している患者では、SGLT2阻害薬の服用によって生じる多尿により、体液量の減少がより顕著に発現することがあるので、水分の摂取を適切に行わなければならない。
- 高度～末期腎不全患者（透析中）には効果が期待できないため投与してはいけない。

糖尿病治療薬（6）
経口糖尿病治療 配合薬

❶グリニド系薬・α-グルコシダーゼ阻害薬配合剤
❷チアゾリジン薬・ビグアナイド薬配合剤
❸チアゾリジン薬・SU薬配合剤
❹DPP-4阻害薬・チアゾリジン薬配合剤
❺DPP-4阻害薬・ビグアナイド薬配合剤
❻DPP-4阻害薬・SGLT2阻害薬配合剤

Point

■ 糖尿病の治療では、作用機序の異なる複数の薬物を併用する場合がある。

■ 近年、高血圧治療薬と同様に、患者の服薬アドヒランスの向上を目的に、複数の薬物の配合剤が多くの製薬会社から販売されている。

●作用機序●

- 個別の薬理作用についての詳細は、各薬物の該当ページを参照のこと。

  グリニド系薬：膵臓β細胞からのインスリン分泌促進

  α-グルコシダーゼ阻害薬：小腸での糖吸収抑制

  チアゾリジン薬：肥大化脂肪細胞の小型脂肪細胞への分化誘導によるインスリン抵抗性改善

  ビグアナイド薬：肝臓での糖新生抑制、小腸での糖吸収抑制、筋肉と脂肪細胞でのグルコース取り込み亢進

  SU薬配合剤：膵臓β細胞からのインスリン分泌促進

  DPP-4阻害薬：インクレチン（GLP-1）分解酵素DPP-4阻害による血糖降下作用減弱の抑制

  SGLT2阻害薬：尿細管における糖の再吸収を阻害

一般名	剤型・規格
❶ ミチグリニド/ボグリボース 商 グルベス配合錠、OD錠	錠 10mg/0.2mg含有 OD錠 10mg/0.2mg含有
❷ ピオグリタゾン/メトホルミン 商 メタクト配合錠	HD 30mg/500mg配合 LD 15mg/500mg配合
❸ ピオグリタゾン/グリメピリド 商 ソニアス配合錠	HD 30mg/3mg含有 LD 15mg/1mg含有
❹ アログリプチン/ピオグリタゾン 商 リオベル配合錠	HD 25mg/30mg含有 LD 25mg/15mg含有
❺ ビルダグリプチン/メトホルミン 商 エクメット配合錠	HD 50mg/500mg含有 LD 50mg/250mg含有
アログリプチン/メトホルミン 商 イニシンク配合錠	配合錠 25mg/500mg含有
アナグリプチン/メトホルミン 商 メトアナ配合錠	HD 100mg/500mg含有 LD 100mg/250mg含有
❻ テネリグリプチン/カナグリフロジン 商 カナリア配合錠	配合錠 20mg/100mg含有
シタグリプチンリン/イプラグリフロジン 商 スージャヌ配合錠	配合錠 50mg/50mg含有
リナグリプチン/エンパグリフロジン 商 トラディアンス配合錠	AP 5mg/25mg含有 BP 5mg/10mg含有

•看護師からのポイント•

- 配合剤に含まれている個別の経口糖尿病薬に特徴的な副作用を理解し、副作用発現の初期の兆候を適切にとらえることが重要である。

•絶対ダメ！•

- 配合剤は異なる薬理作用の薬物によりインスリン分泌の調整や血糖値の調整が行われているため、自己判断で用法用量を変更すると、想定以上の薬理作用が発現することによる過度の血糖値低下が生じる危険性がある。

糖尿病治療薬（7）
インスリン製剤①

超速攻型、速攻型、中間型

Point

- インスリン療法とは、インスリンの投与により、正常に近いインスリンの分泌状態とする治療法である。
- 1型糖尿病、血糖コントロール不良の2型糖尿病や、糖尿病合併妊娠、昏睡などの緊急性がある場合に行う。
- 遺伝子合成によるヒトインスリン製剤と、組換え遺伝子技術によるインスリン誘導体（アナログ製剤）に大別される。
- 形態は、シリンジで使用する「バイアル製剤（V）」、注射器に装着して使用する「カートリッジ製剤（C）」、製剤・注射器一体型の使い捨てタイプの「キット製剤（K）」がある。

●作用機序●

- インスリンは末梢組織がブドウ糖をエネルギー源として利用するときに作用し、血糖を下降させる働きをもつ。血糖値を一定に保つための基礎分泌と、食事などによる血糖上昇時に速やかに分泌される追加分泌がある。
- インスリン製剤は、効果発現時間、持続時間により分類される。

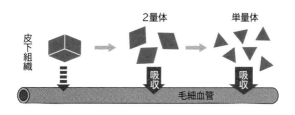

分類	商品名	形態
超速効型	インスリン アスパルト（遺伝子組換え）	
	商ノボラピッド注 フレックスタッチ	キット製剤（K）
	商ノボラピッド注 フレックスペン	K
	商ノボラピッド注 イノレット	K
	商ノボラピッド注 ペンフィル	カートリッジ製剤（C）
	商ノボラピッド注 100単位/mL	バイアル製剤（V）
	商フィアスプ注フレックスタッチ	K
	商フィアスプ注ペンフィル	C
	商フィアスプ注100単位/mL	V
	インスリン グルリジン（遺伝子組換え）	
	商アピドラ注ソロスター	K
	商アピドラ注カート300単位	C
	商アピドラ注100単位／mL	V
	インスリン リスプロ（遺伝子組換え）	
	商ヒューマログ注ミリオペン	K
	商ヒューマログ注ミリオペンHD	K
	商ヒューマログ注カート300単位	C
	商ヒューマログ注100単位／mL	V
速効型	中性インスリン（ヒト）	
	商ノボリンR注フレックスペン	K
	商ノボリンR注100単位／mL	V
	商ヒューマリンR注ミリオペン	K
	商ヒューマリンR注カート300単位	C
	商ヒューマリンR注100単位／mL	V
中間型	イソフェン インスリン ヒト（遺伝子組換え）	
	商ノボリンN注フレックスペン	K
	商ヒューマリンN注ミリオペン	K
	商ヒューマリンN注カート	C
	商ヒューマリンN注100単位/mL	V

- 超速効型インスリンアナログとは、アミノ酸配列を変えることで、皮下注射直後、速やかに6量体から2量体、単量体に溶解し吸収される。食直前投与が可能で、消失も速やかなので、次の食前の低血糖を起こしにくく、生理的な分泌に近い。
- 速効型製剤は、追加分泌の補充に使用されるが、効果発現までに

時間がかかる。食前30分の注射が必須であり、次回の食前血糖
が下がりすぎる場合がある。
- 中間型、持効型製剤は、基礎分泌の補充に使用。吸収速度により
血中濃度にピークがあり、夜間の低血糖のリスクがある。

•看護師からのポイント•

〈早朝高血糖への対策〉

暁現象：夜間の成長ホルモンの分泌により明け方のインスリン必要
量が増え、対応できない場合に血糖値が上昇すること。

ソモジー効果：低血糖の後に拮抗ホルモンの影響で反跳性高血糖が
起きること。午前2時の血糖値を参考に、夜間中間型インスリン作
用不足を暁現象、ソモジー効果を鑑別する。

糖尿病治療薬（8）
インスリン製剤②

混合製剤、持効型

Point

- 遺伝子工学技術の発達により、ヒトインスリン分子のアミノ酸配列を組換えた超速効型インスリンアナログと持続溶解性インスリン、二相性インスリンアナログ製剤が開発された。
- インスリン製剤は種類が多く、種類・単位を間違えると重大な医療事故につながる。製品名、R、N、30R、ラピッドなど、種類や投与単位を慎重に確認する必要がある。
- 超速効型や持効型で使われているインスリンアナログの名前の由来は、「似たもの」という意味の「アナロジー（Analogy）」からきている。

●作用機序●

- 混合製剤は、超速攻型や速効型と中間型を混合することで少ない投与回数で基礎分泌と追加分泌を補う。投与前によく混ぜて使用する。

- 持効型インスリンアナログは、pH4では溶解しているインスリンが、皮下注射後生理的pH7.4の環境下で結晶型となるた

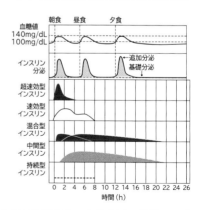

め、徐々に溶解しながら血中に移行する。1日1回の注射で、吸

152

分類	商品名	形態
混合製剤	インスリン アスパルト (遺伝子組換え)	
	商ノボラピッド30ミックス注ペンフィル	C (超速効型：中間型が3：7)
	商ノボラピッド30ミックス注フレックスペン	K (超速効型：中間型が3：7)
	商ノボラピッド50ミックス注フレックスペン	K (超速効型：中間型が5：5)
	商ノボラピッド70ミックス注フレックスペン	K (超速効型：中間型が7：3)
	インスリン リスプロ (遺伝子組換え)	
	商ヒューマログミックス25注ミリオペン	K (超速効型：中間型が25：75)
	商ヒューマログミックス25注カート	C (超速効型：中間型が50：50)
	商ヒューマログミックス50注ミリオペン	K (超速効型：中間型が50：50)
	商ヒューマログミックス50注カート	C (超速効型：中間型が50：50)
	二相性イソフェンインスリン水性懸濁 (ヒト)	
	商ノボリン30R注フレックスペン	K (速効型：中間型が3：7)
	商イノレット30R注	K (速効型：中間型が3：7)
	商ヒューマリン3/7注ミリオペン	K (速効型：中間型が3：7)
	商ヒューマリン3/7注カート300単位	K (速効型：中間型が3：7)
	商ヒューマリン3/7注100単位／mL	K (速効型：中間型が3：7)
持効型	Gインスリン グラルギン (遺伝子組換え)	K
	商ランタスXR注ソロスター	K
	商ランタス注ソロスター	C
	商ランタス注カート	V
	商ランタス注100単位／mL	
	インスリン デテミル (遺伝子組換え)	
	商レベミル注 フレックスペン	K
	商レベミル注 イノレット	K
	商レベミル注 ペンフィル300単位	C
	インスリン デグルデク (遺伝子組換え)	
	商トレシーバ注 フレックスタッチ	K
	商トレシーバ注 ペンフィル	C
	インスリン デグルデク/インスリンアスパルト	

収のピークがないので低血糖のリスクが少ない。

〈インスリン投与量の調節〉

後向き調節：インスリン投与量、血糖値を振り返り投与量を調節す

る。2～3日経過観察の中で、血糖値と投与量やタイミングから責任インスリンの検討をする。

前向き調節：予測必要量を調節するスライディングスケールを使用。測定した血糖値より、随時投与量を変更する方法である。

- インスリン治療中の低血糖は初期の自覚症状が現れずに昏睡に至ることがあるので注意が必要である。
- 注射部位の反応として発赤、痒み、疼痛、腫脹が起こる場合がある。注射部位の硬結の発現を避けるためには、注射部位を適切にローテーションすることが重要。
- 吸収速度は、腹壁＞三角筋部＞大腿＞殿部の順と言われている。

〈グルコース・インスリン療法：GI療法〉

　インスリンの作用によりグルコースが細胞内に取り込まれるときに、血液中のカリウムイオンを同時に細胞内に取り込まれる。この作用を応用した高カリウム血症の治療をグルコース・インスリン療法（GI療法）という。

高尿酸血症・痛風治療薬（1）

❶尿酸排泄促進薬　❷尿酸合成阻害薬
❸尿アルカリ化薬　❹その他

Point

- 高尿酸血症は痛風や腎障害などの原因となる。
- 尿酸は、主に腎臓から排泄される。高尿酸血症患者の3分の2は、尿のpHが6未満の酸性尿を呈していると言われている。酸性尿は尿酸の溶解度が低下するため、尿路結石の原因となる。
- がん化学療法に伴い高尿酸血症が生じる場合があるが、既存の支持療法では血中尿酸値の管理が不十分と考えられる場合にのみラスブリカーゼの使用は認められている。

●作用機序●

- 尿酸排泄促進薬は尿酸の尿細管での再吸収阻害により尿酸排泄を促し、高尿酸血症を改善する。
- ブコロームは尿酸排泄促進薬としての作用とともに、非ステロイド抗炎症薬としての特徴を併せもつ。
- 尿酸合成阻害薬は、肝臓でプリン体から尿酸に代謝させる酵素（キサンチンオキシダーゼ）を阻害することで、尿酸の生成を抑制する。
- 尿アルカリ化薬によって酸性に傾いている高尿酸血症患者の尿がアルカリ性に傾くと、尿酸が尿中に溶けやすくなるため尿酸結石ができにくくなる。
- ラスブリカーゼは、尿酸を酸化作用によって分解し血中濃度を低下させる。

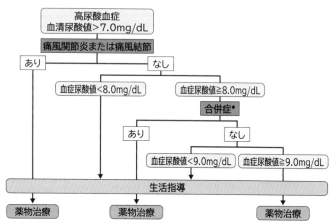

*腎障害、尿路結石、高血圧、虚血性心疾患、糖尿病、メタボリックシンドロームなど（腎障害と尿路結石以外は血清尿酸値を低下させてイベント減少を検討した介入試験は未施行）

（日本痛風・核酸代謝学会ガイドライン改訂委員会編：高尿酸血症・痛風の治療ガイドライン（第2版）．メディカルレビュー社、2010より引用）

一般名	剤型・規格
❶ G ベンズブロマロン ユリノーム	錠 50mg、25mg 細
G プロベネシド 商 ベネシッド	錠 250mg
ブコローム 商 パラミヂン	力 300mg
❷ G アロプリノール 商 ザイロリック	錠 100mg、50mg
フェブキソスタット 商 フェブリク	錠 40mg、20mg、10mg
トピロキソスタット 商 ウリアデック、トピロリック	錠 60mg、40mg、20mg
❸ G クエン酸カリウム／クエン酸ナトリウム 商 ウラリット	配合散 配合錠
❹ ラスプリカーゼ 商 ラスリテック点滴静注	点滴注 7.5mg、1.5mg

●看護師からのポイント●

- ベンズブロマロンは、投与開始後6か月以内に重篤な肝障害が生じ、死亡に至る症例も発生している。投与後の検査は患者自身の命を守るために重要であり、必ず検査のための来院をするように説明することは重要である。
- アロプリノールは、投与開始から比較的初期の時点で重篤な皮膚症状や過敏症状が発現することがあるので、発熱、発疹等が認められた場合には服用を中止し、速やかに来院する必要があることを、患者に十分に理解してもらうことが重要である。

●絶対ダメ！●

- 尿酸値のコントロールをする際、急激に低下させることにより痛風発作が起こりやすくなる。発作の再発を恐れるあまり、服薬指示以上に患者の判断で投与量を増やすことは避けなければならない。
- 尿アルカリ化薬との併用により吸収に影響を受ける薬物は、それぞれの薬の服薬のタイミングを調整する必要がある。患者の独自の判断で同時に服薬したり投与時間を変更することは、治療効果や安全性に影響が出る可能性があるので絶対にしてはいけない。

高尿酸血症・痛風治療薬（2）

❶痛風発作予防薬　❷非ステロイド抗炎症薬（痛風関節炎）

Point

- 痛風は、プリン代謝異常による高尿酸血症を基盤として、繰り返し起こる急性関節炎発作、皮下結節、腎障害などを起こす症候群である。
- 痛風発作は、関節局所の温度の低下、尿の酸性化、血清尿酸値低下作用をもつ薬物の使用などによっても起こる。
- 痛風発作時には、関節炎の局所に浸潤している白血球（好中球）の尿酸貪食作用や脱顆粒が亢進している。
- 発作の強い時期（極期）には短期間に限定して、比較的大量の非ステロイド抗炎症薬を投与する（パルス療法）。
  胃腸障害などで非ステロイド抗炎症薬が投与できない場合、無効の場合、複数の関節炎が生じている場合にも、経口ステロイドの投与を行う。

●作用機序●

- コルヒチンは、痛風発作時の白血球（好中球）のサイトカイン（LTB 4、IL-8）に対する反応性を低下させることにより、炎症部位に好中球が集まる作用（走化性）を抑制し、痛風発作を抑制すると考えられている。

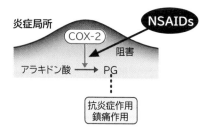

一般名	剤型・規格
❶ コルヒチン 商 コルヒチン	錠 0.5mg
❷ G インドメタシン 商 インダシン 商 インフリーカプセル	錠 50mg、37.5mg、25mg 坐 50mg、25mg、12.5mg 徐放力 200mg、100mg
ナプロキセン 商 ナイキサン	錠 100mg
G プラノプロフェン 商 ニフラン	錠 75mg
オキサプロジン 商 アルボ	錠 200mg、100mg

内分泌・代謝系系の薬

- 非ステロイド抗炎症薬（NSAIDs）は、炎症部位においてアラキドン酸から発痛物質であるプロスタグランジン（PG）を生成するときに働く酵素（シクロオキシゲナーゼ 2：COX- 2）を阻害することにより、抗炎症、鎮痛作用を発現する。

●看護師からのポイント●

- コルヒチン自体には、消炎鎮痛作用は認めないため、発作の予感時に早めにコルヒチンの服用をするように患者には十分理解させる。
- 数多くある非ステロイド抗炎症薬のなかで、痛風発作に対して保険適応をもつ薬物は限られており、通常より多い投与量が用いられるため、胃腸障害などの副作用には十分注意が必要となる。
- 高尿酸血症の管理には、生活の改善が重要である。ストレスをためない生活（十分な休息・睡眠）、プリン体の多い食事の制限、過度の飲酒を避ける、十分な水分の摂取などを患者に指導することが重要である。

- 痛風発作の誘因原因の 1 つに、急激な血中尿酸値の変化（低下）がある。そのため、発作発現時に尿酸値を変動させると、発作の増悪を引き起こす場合がある。発作時には尿酸降下療法を開始せず、発作が完全に消失してから行うことが原則である。
- コルヒチンは肝代謝酵素 CYP3A4 で代謝をされるため、CYP3A4 を阻害する薬剤等が投与されている患者では、想定以上に高い血中濃度となる危険があるため、低用量からの投与開始とする。

脂質異常症治療薬（1）

❶HMG-CoA還元酵素阻害薬（スタチン）　❷陰イオン交換樹脂
❸プロブコール　❹フィブラート系

Point

- 脂質異常症では血中コレステロールや中性脂肪（トリグリセリド）などの数値が異常（高脂血症）となり、動脈硬化の要因となっている。
- 高脂血症による動脈硬化は、狭心症、心筋梗塞、脳血管障害の危険因子である。運動療法、食事療法で改善がない場合は薬物療法が開始される。
- 脂質異常症（高脂血症）は、高血圧を合併すること多いため、現在はスタチン系の高脂血症薬と降圧薬（Caチャンネル拮抗薬）との合剤が使われている。

•作用機序•

- コレステロールは肝臓のHMG-CoA還元酵素などの働きによりが作られる。スタチンはこのHMG-CoA還元酵素の働きを阻害することで、肝臓におけるコレステロール合成を阻害する。
- 陰イオン交換樹脂は消化管内の胆汁酸を吸着し、胆汁酸の再吸収を阻害することで、コレステロールからの胆汁酸合成を促進させる。その結果、材料であるコレステロールが低下する。
- プロブコールはコレステロールから変換された胆汁酸排泄を促進させることにより血中コレステロールを減少させる（胆汁酸の材料であるコレステロールの消費増）。
- フィブラート系の高脂血症薬は、肝臓でのコレステロールやトリグリセリドの合成を阻害する。またトリグリセリドの分解も促進する。

一般名	剤型・規格
❶ G アトルバスタチン 商 リピトール	錠 10mg、5mg
G アトルバスタチン/アムロジピン カデュエット配合錠 （G アマルエット配合錠）	1番：5mg/2.5mg 2番：10mg/2.5mg 3番：5mg/5mg 4番：10mg/5mg
G シンバスタチン 商 リポバス	錠 20mg、10mg、5mg
G ピタバスタチン 商 リバロ	錠 4mg、2mg、1mg OD錠 4mg、2mg、1mg
G フルバスタチン 商 ローコール	錠 30mg、20mg、10mg
G プラバスタチン 商 メバロチン	錠 10mg、5mg 細 1%、0.5%
G ロスバスタチン 商 クレストール	錠 5mg、2.5mg OD錠 5mg、2.5mg
❷ コレスチミド 商 コレバイン	錠 500mg （ミニ：83%）
コレスチラミン 商 クエストラン	粉末 44.4%
❸ G プロブコール 商 シンレスタール 商 ロレルコ	錠 250mg 細 50%（シンレスタールのみ）
❹ クリノフィブラート 商 リポクリン	錠 200mg
クロフィブラート 商 クロフィブラート	力 250mg
G フェノフィブラート 商 リピディル 商 トライコア	錠 80mg、53.3mg 力 100mg、67mg
G ベザフィブラート 商 ベザトール SR	徐放錠 200mg、100mg
ペマフィブラート 商 パルモディア	錠 0.1mg

•看護師からのポイント•

- 高脂血症治療薬（スタチン系：アトルバスタチン）と降圧薬（Ca チャンネル拮抗薬：アムロジピン）が販売されているが、含有量の記載が特殊なので、患者さんの使用している品目での個々の成分の含有量を正しく理解していることが重要である。
- スタチン投与中の重大な副作用である横紋筋融解症の発症はとても重篤であるため、初発症状を見極めることが重要となる。筋肉痛（足がつるなどの症状）、四肢の脱力（力が入らない）、ミオグロビン尿症（尿が赤くなる）などの有無を患者から聴取することが重要である。

•絶対ダメ！•

- 陰イオン交換樹脂はお湯で服用すると膨らんでしまい飲めなくなるので、必ず常温か冷水で服用することが必要である。また、服用時には十分な量の水で服用し、飲み残しは必ず追加の水で服用する。
- 陰イオン交換樹脂と同時に服用すると吸収が低下する薬物があるので必ず確認する。

内分泌・代謝系の薬

脂質異常症治療薬（2）

❶ニコチン酸製剤　❷小腸コレステロールトランスポーター阻害薬
❸ヒト型抗PCSK9モノクローナル抗体　❹その他

Point

■ LDLコレステロールは、血液中でアテローム（プラーク）の原因となり動脈硬化を早めるため、本剤はLDLコレステロールを低下させる作用などにより動脈硬化に関連する脳梗塞や心筋梗塞などの予防目的としても使用される。

●作用機序●

- ニコチン酸製剤は、脂質の吸収抑制や排泄促進、LPL活性の促進作用により脂質改善させると考えられている。

- 小腸コレステロールトランスポーターを阻害すると、食事及び胆汁由来のコレステロールの吸収が抑制され、血液中の脂質を低下させる。

- ヒトプロ蛋白質転換酵素サブチリシン/ケキシン9型（PCSK9：Proprotein Convertase Subtilisin/Kexin type9）は、血液中のLDLコレステロールと結合する肝細胞表面の低比重リポ蛋白受容体（LDLR）と結合して肝細胞内に取り込まれる。すると肝細胞表面のLDLR数が減り、LDLコレステロールが増加する（LDLの肝細胞での取り込みが減少する）。ヒト型抗PCSK9モノクローナル抗体は、LDLRとPCSK9の結合を阻害することで、LDLRの減少を抑え、肝細胞へのLDL取り込みを促進することにより高LDL血症を改善する。

一般名	剤型・規格
❶ **G** トコフェロールニコチン酸 **商** ユベラN	**カ** 100mg、 **ソフトカプセル** 200mg、**細** 40%
ニコモール **商** コレキサミン	**錠** 200mg
ニセリトロール **商** ペリシット	**錠** 250mg、125mg
❷ **G** エゼチミブ **商** ゼチーア **商** アトーゼット配合錠 **商** ロスーゼット配合錠	**錠** 10mg **配合剤** 10mg/アトルバスタチン20、10mg **配合剤** 10mg/ロスバスタチン5mg、2.5mg
❸ エボロクマブ **商** レパーサ (シリンジ、ペン)	**皮下注** 140mg
アリロクマブ **商** プラルエント (ペン)	**皮下注** 150mg、75mg
❹ **G** イコサペント酸エチル **商** エパデール	**軟カプセル** 900、600、300mg **カ** 300mg
G エラスターゼ **商** エラスチーム	**錠** 1800単位
オメガ-3脂肪酸エチル **商** ロトリガ	**粒状カプセル** 2g
G ガンマ-オリザノール **商** ハイゼット (植物性)	**錠** 50mg、25mg **細** 20%
デキストラン硫酸 **商** MDSコーワ	**錠** 300mg、150mg
ロミタピドメシル酸 **商** ジャクスタピッド	**カ** 20mg、10mg、5mg

•看護師からのポイント•

- 高脂血症の治療では、患者さん自身が正しく疾患を理解していることが重要である。薬物療法のみに頼るのではなく生活様式 (食事や運動) の改善も治療の一環であることの理解は重要となる。

- その他に分類されている治療薬には、サプリメントとして市販されている成分も含まれている。患者さんの自己判断で購入・服用可能であるが、医師が認識していな状況での使用は、治療方針や治療効果の判断に影響を与える危険性がある。使用する場合には、医師に必ず相談することが重要である。

第6章

感染症の薬

βラクタム系抗菌薬
ペニシリン系

❶ペニシリンG ❷広域ペニシリン ❸ペニシリン複合薬
❹βラクタマーゼ阻害薬配合剤

Point

■ 1929年、イギリスの医学者フレミングが世界最初の抗菌薬ペニシリンを青カビ（微生物）から発見するまで、感染症が死因の第1位を占めていた。

■ ペニシリン系抗菌薬は、βラクタム系抗菌薬に分類される。

■ βラクタム系抗菌薬にはペニシリン系の他、セフェム系、カルバペネム系、モノバクタム系、ペネム系があり、いずれも化学構造の中にβラクタム環を有している。

■ このβラクタム環を分解する酵素（βラクタマーゼ）を産生する細菌は、βラクタム系抗菌薬に耐性をもつ。

●作用機序●

• 細菌の細胞は、ヒトの細胞がもたない細胞壁を合成する。細胞壁の材料の合成に重要な働きを担う蛋白に「ペニシリン結合蛋白質

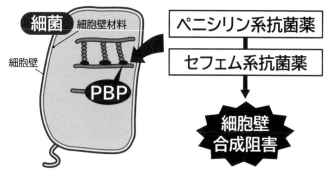

一般名	剤型・規格
❶ ベンジルペニシリン (PCG) 阎 注射用ペニシリンG 阎 バイシリンG顆粒	注 100万単位、20万単位 顆 40万単位
❷ G アモキシシリン (AMPC) 阎 サワシリン、パセトシン	錠 250mg、 細 10% (100mg) 力 250mg、125mg
アンピシリン (ABPC) 阎 ビクシリン	力 250mg、 DS 10% (100mg) 注 2g、1g、0.5g、0.25g
スルタミシリン (SBTPC) 阎 ユナシン	錠 375mg 細 10% (100mg)
バカンピシリン (BAPC) 阎 ペングッド	錠 250mg
G ピペラシリン (PIPC) 阎 ペントシリン	注 2g、1g
❸ G アンピシリン／クロキサシリン 阎 ビクシリンS	注 1g、500mg、100mg 配合錠 250mg
❹ アモキシシリン／クラブラン酸 阎 オーグメンチン配合錠 阎 クラバモックス小児用DS	配合錠 250mg (AMPC)／125mg (CVA)、 125mg (AMPC)／62.5mg (CVA) 配合DS 600mg (AMPC)／42.9mg (CVA)
G アンピシリン／スルバクタム 阎 ユナシンS静注用	注 3g (ABPC 2g/SBT 1g) 1.5g (ABPC 1g/SBT 0.5g) 0.75g (ABPC 0.5g/SBT 0.25g)
G ピペラシリン／タゾバクタム 阎 ゾシン	注 4.5g (PIPC 4g/TAZ 0.5g) 2.25g (PIPC 2g/TAZ 0.25g)

感染症の薬

(PBP)」というものがあるが、βラクタム系抗菌薬は、このPBP
に作用して細菌の細胞壁合成を阻害して抗菌作用を発現する。

•看護師からのポイント•

- ペニシリン系抗菌薬の使用中に最も注意しなくてはならないのは
アナフィラキシーの発現である。投与後に不快感、口内異常感、

喘鳴、声のかすれ、息苦しさ、めまい、便意、耳鳴、発汗や皮膚のかゆみ、蕁麻疹などがあらわれた場合には投与を中止し、速やかに医療機関にかかることを説明しておくことが重要である。

●絶対ダメ！●

- ペニシリン系抗菌薬の抗菌作用は、血中濃度が十分であることが必要であるため、投与間隔はできるだけ均等になるように時間ごとの服用が原則である。患者の判断で投与時間を変更すると、十分な血中濃度を得られないため、抗菌作用が不十分となるばかりか、耐性菌の発現を許すことになるので服薬アドヒランスを適切に順守するとこが重要である。

βラクタム系抗菌薬
セフェム系（経口・外用薬）

❶第1世代　❷第2世代　❸第3世代　❹外用薬

Point

- セフェム系抗菌薬は30種以上存在し、開発の年代順と抗菌域から第1、2、3、4世代に分類されている。
- 各世代において抗菌活性を有する菌種が異なるため、抗菌スペクトルを十分に考慮した処方選択が重要である。

•作用機序•

- ペニシリン系抗菌薬と同様に、細胞壁に存在するペニシリン結合タンパク（PBP）に結合し、細胞壁合成を阻害することで殺菌作用を示す。
- ヒトの細胞には細胞壁が存在しないため、ヒトに対しての安全性が比較的高い。
- 細胞壁を持たないマイコプラズマ、クラミジア、リケッチアや細胞壁にPBPをもたない真菌類には無効である。

•看護師からのポイント•

- 第3世代のセフェムは生体内利用率（Bioavailability）が低いため、経口投与による血中濃度が十分に高くならないことに注意が必要である。
- 経口抗菌薬の投与中には非常にまれであるが、偽膜性大腸炎が発現する場合がある。服薬中に頻繁な下痢、粘性便、腹痛、吐き気などが起こった場合は、速やかに医師に連絡するように指導する。

	一般名	剤型・規格
❶	G セファクロル (CCL) 商 ケフラール、トキクロル	力 250mg、 顆 375mg 細 20% (200mg)、10% (00mg)
	G セファレキシン (CEX) 商 ケフレックス、ラリキシン	力 250mg、 錠 250mg 顆 500mg、シロップ細粒 200、100mg DS 500、200、100mg
	セフロキサジン (CXD) 商 オラスポア	DS 10% (100mg)
❷	セフロキシム (CXM-AX) 商 オラセフ	錠 250mg
❸	G セフィキシム (CFIX) 商 セフスパンカプセル 商 セフィーナ細粒	力 100mg、50mg 細 50mg
❸	G セフカペン (CFPN-PI) 商 フロモックス	錠 100mg、75mg 細 10% (100mg)
	G セフジトレン (CDTR-PI) 商 メイアクトMS	錠 100mg 細 10% (100mg)
	G セフジニル (CFDN) 商 セフゾン	力 100mg、50mg 細 10% (10mg)
	セフチブテン (CETB) 商 セフテム	力 200mg、100mg
	セフテラム (CFTM-PI) 商 トミロン	錠 100mg、50mg 細 20% (200mg)、10% (100mg)
	G セフポドキシム (CPDX-PR) 商 バナン	錠 100mg DS 5% (50mg)
❹	セフチゾキシム (CZX) 商 エポセリン坐剤	坐 250mg、125mg

- セフェム系抗菌薬は、未変化体のまま（体内で代謝を受けずに）腎臓からそのまま排泄されるものが多いため、腎機能障害があると血中濃度が高くなる危険性が高いので注意が必要である。

●絶対ダメ！●

- 医療機関で処方される抗菌薬は、十分に原因菌が消失することが期待される投与期間まで服薬を継続することが重要であるため、症状の軽減を自己判断して、処方された抗菌薬を途中で休止することは、耐性菌の発現を誘発するため絶対にしてはいけない。
- 例えば、皮膚の炎症などで抗菌薬が5日間処方された場合には、炎症症状が軽減しても5日間処方薬を飲み切ることが重要である。加えて、以前にもらった抗菌薬の残薬を、炎症症状に対して数日間だけ自己判断で服用することも、耐性菌の発生防止上、絶対にやってはいけない。

βラクタム系抗菌薬
セフェム系（注射剤）

❶第1世代　❷第2世代　❸第3世代　❹第4世代　❺合剤

Point

■ 肺、気道、肝臓、腎臓などの組織への移行性がよい。
■ セフェム系抗菌薬は、広い範囲の病原菌に有効で比較的安全であるため、原因菌不明時にも使用しやすい。特に注射剤は緊急時に臨床で多く使われる。

●作用機序●

- 大まかな世代と適応菌種は以下のとおりである。

世代	適応菌種の特徴
第一世代セフェム	グラム陽性球菌（黄色ブドウ球菌など）に強い
第二世代セフェム	グラム陽性・陰性菌ともに強い 市中感染症に多い菌種をカバーするため、肺炎や尿路感染症で使われる
第三世代セフェム	グラム陰性菌にさらに強くなった 髄液移行性があるため、肺炎、尿路感染に加えて髄膜炎でも使用できる ただし、緑膿菌には使えない
第四世代セフェム	第1世代と第3世代の「いいとこ取り」 グラム陽性も陰性にも効果が高い さらに緑膿菌にも使え、髄液移行性もある

- ペニシリン系抗菌薬と同様にセフェム系抗菌薬にも、細菌のβラクタマーゼを阻害する成分（βラクタマーゼ阻害薬）を含有する配合剤がある。

一般名	剤型・規格
❶ **G** セファゾリン (CEZ) **商** セファメジンα	**注** 2g、1g、0.5g、0.25g **筋注用** 0.5g、0.25g
❷ **G** セフォチアム (CTM) **商** パンスポリン、ハロスポア	**注** 2g、1g、0.5g、0.25g **筋注用** 0.25g
セフミノクス (CMNX) **商** メイセリン	**注** 1g
G セフメタゾール (CMZ) **商** セフメタゾン	**注** 2g、1g、0.5g、0.25g **筋注用** 0.5g
フロモキセフ (FMOX) **商** フルマリン	**注** 1g、0.5g
❸ セフォタキシム (CTX) **商** クラフォラン、セフォタックス	**注** 1g、0.5g
G セフタジジム (CAZ) **商** モダシン	**注** 1g、0.5g
G セフトリアキソン (CTRX) **商** ロセフィン	**注** 1g、0.5g
セフメノキシム (CMX) **商** ベストコール	**注** 1g、0.5g **筋注用** 0.5g
ラタモキセフ (LMOX) **商** シオマリン	**注** 1g
❹ **G** セフェピム (CFPM) **商** マキシピーム	**注** 1g、0.5g
セフォゾプラン (CZOP) **商** ファーストシン	**注** 1g、0.5g
セフピロム (CPR) **商** セフピロム	**注** 1g
❺ **G** セフォペラゾン/スルバクタム **商** スルペラゾン	**注** 1g、0.5g （セフォペラゾンCPZ：第3世代）
セフトロザン/タゾバクタム **商** ザバクサ	**注** 1.5g （セフトロザンCTLZ：第4世代）

感染症の薬

- セフェム系抗菌薬は投与中のみならず、投与後（少なくとも1週間）でもアルコールを摂取することで、「ジスルフィラム様作用」と呼ばれる二日酔いに類似した症状（顔面潮紅、心悸亢進、めまい、頭痛、嘔気等））が発現する場合があるので注意が必要である。

- 注射剤のセフェム系抗菌薬には、薬物と輸液がセットになっている「キット」が販売されている。他の点滴と同じ投与ラインを共有して抗菌薬を投与する場合には、成分の変性（配合変化）に注意が必要であるため、必ず事前に薬剤部に配合変化の有無や点滴ラインの共有の可否について確認することが重要である。

βラクタム系抗菌薬
その他

❶カルバペネム系 ❷モノバクタム系 ❸ペネム系

Point

■ βラクタム系抗菌薬は、過敏症に注意が必要である。過去に抗菌薬を服薬したときの副作用の問診が過敏症発現の予防に重要である。

■ カルバペネム系は他のβラクタム系抗菌薬と異なり、緑膿菌などのグラム陰性菌などにも抗菌活性を示す。

●作用機序●

- βラクタム系抗菌薬に分類されるため、ペニシリン系やセフェム系抗菌薬と同様に、細胞壁に存在するペニシリン結合蛋白(PBP)に結合し、細胞壁合成を阻害することで殺菌作用を示す。

〈抗菌薬のPK/PDパラメータ〉

- βラクタム系抗菌薬(ペニシリン系、セフェム系、カルバペネム系、モノバクタム系)は、最小発育阻止濃度(MIC)より高い血中濃度を超えている時間(Time above MIC)が長いほど、抗菌作用が発現する特徴をもっている(時間依存性殺菌作用)。

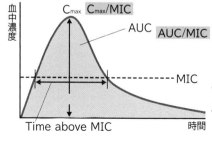

Cmax：最大血中濃度
(Concentration maximum)
AUC：血中濃度曲線下面積
(Area Under the concentration Curve)

	一般名	剤型・規格
❶	🄖 イミペネム/シラスタチン (IPM/CS) 🄐 チエナム	🄝 0.5g (静注用・筋注用)
	ドリペネム (DRPM) 🄐 フィニバックス点滴静注	🄝 0.5g、0.25g
	パニペネム/ベタミプロン (PAPM/BP) 🄐 カルベニン点滴用	🄝 0.5g、0.25g
	ビアペネム (BIPM) 🄐 オメガシン点滴用	🄝 0.3g、
	🄖 メロペネム (MEPM) 🄐 メロペン点滴用	🄝 (バイアル) 0.5g、0.25g 🄝 (点滴キット) 0.5g
	テビペネムピボキシル (TBPM-PI) 🄐 オラペネム	🄛 10% (100mg)
❷	アズトレオナム (AZT) 🄐 アザクタム	🄝 1g、0.5g
❸	ファロペネム (FRPM) 🄐 ファロム	🄞 200mg、150mg 🄓🄢 10%

- その他に分類される抗菌薬には、MICよりも血中濃度が高いほど（C_max/MIC）、あるいはMICを超える血中濃度の面積が大きいほど（AUC/MIC）殺菌効果が発現する濃度依存性殺菌作用を示すものがある。代表的な抗菌薬には、キノロン系やアミノグリコシド系が該当する。

●看護師からのポイント●

- カルバペネム系抗菌薬は、広い抗菌スペクトラムをもつため、有効な菌種の幅が広い。緑膿菌やグラム陰性菌などの抵抗性の高い菌による感染症の「最後の切り札」として使用されることから、決してカルバペネムの耐性菌を作らないように、患者の服薬は指示を厳守することが極めて重要である。
- カルバペネム系薬は特定抗菌薬となっているため、初回処方時に使用届出書の提出が必要となっている。カルバペネム系抗菌薬の

他には、 β -ラクタマーゼ阻害剤配合薬や抗MRSA薬も特定抗菌薬となっている。

●絶対ダメ！●

- チエナム筋注用の溶解液にはリドカインが含まれているため、リドカイン（商品名：キシロカイン）による局所麻酔によるアレルギーの既往がある患者にはアナフィラキシーなどに十分な注意が必要である。
- カルバペネム系とバルプロ酸を併用すると、バルプロ酸の血中濃度の低下によりてんかん発作などが誘発される場合があるので併用は禁忌となっている。

感染症の薬

アミノグリコシド系・グリコペプチド系

❶アミノグリコシド系抗菌薬　❷グリコペプチド系抗菌薬

Point

- アミノグリコシド系抗菌薬は、グラム陽性菌だけでなくグラム陰性菌（緑膿菌など）にも抗菌作用をもち、βラクタム系抗菌薬と相乗作用を示すものがある。
- 薬によって抗菌活性を示す菌種が違い、結核菌や淋菌、MRSAに抗菌作用をもつ薬剤もある。
- グリコペプチド系抗菌薬は特にMRSA感染症に対して有効である。

●作用機序●

アミノグリコシド系

- 細菌のリボゾームの30Sサブユニットに作用して蛋白質合成を阻害し、殺菌することで抗菌作用を発現する。

グリコペプチド系

- 細菌の細胞壁を構成するペプチドグリカンの前駆体に結合することでペプチドグリカンの生成が阻害される。その結果、細胞壁合成が阻害され殺菌的に抗菌作用を示す。

●看護師からのポイント●

- 副作用として腎障害や第8脳神経障害（聴神経障害）があるため、血中薬物濃度のモニタリング（TDM）が必要である。また、グリコペプチド系においてもTDMが必要である。
- TDMを行う場合の採血ポイントは薬物によって異なる。目的に

一般名	剤型・規格
❶ Ｇ アミカシン (AMK) 商 アミカシン	注 200mg、100mg
Ｇ アルベカシン (ABK) 商 ハベカシン注射液	注 200mg、100mg、75mg、25mg
Ｇ イセパマイシン (ISP) 商 エクサシン注射液	注 400mg、200mg
カナマイシン (KM) 商 カナマイシン	力 250mg、 注 1g シロップ 5%
ジベカシン (DKB) 商 パニマイシン	注 100mg、50mg
ストレプトマイシン (SM) 商 ストレプトマイシン	注 1g
スペクチノマイシン (SPCM) 商 トロビシン筋注用	筋注用 2g
トブラマイシン (TOB) 商 トブラシン注　90mg 商 トービイ吸入液	注 90mg、60mg、10mg（小児用） 吸入液 300mg
パロモマイシン (PRM) 商 アメパロモ	力 250mg
Ｇ ゲンタマイシン (GM) 商 ゲンタシン注60　60mg	注 60mg、40mg、10mg
❷ Ｇ バンコマイシン (VCM) 商 バンコマイシン	注 0.5g 散 0.5g
Ｇ テイコプラニン (TEIC) 商 タゴシッド	注 200mg

感染症の薬

あったTDMを実施するためには、適切な採血ポイント順守することが重要である。

〈採血ポイントの例〉

バンコマイシン

トラフ値（投与前30分以内）と点滴終了1～2時間後の2ポイント

テイコプラニン

トラフ値1ポイント

アルベカシン・アミカシン・ゲンタマイシン・トブラマイシン

トラフ値（投与前30分以内）

ピーク値測定には点滴開始1時間後（30分投与では終了30分後）

- 聴神経障害は、初発の症状の段階で気が付くことが重要である。聴神経に関連する症状として、難聴、耳鳴り、トンネルに入った感じ（耳がつまる）、眩暈・ふらつきなどがある。患者さんの言葉で気がつくことが重要である。

●絶対ダメ！●

- アルベカシン、バンコマイシン、テイコプラニンはMRSAに抗菌活性（抗MRSA薬）を持つため、特定抗菌薬として使用が厳密に管理される。耐性菌を出さないためにも、漫然とした不適切な使用は絶対に行ってはならない。
（抗MRSA薬には、他にリネゾリド、ダプトマイシン、テジゾリドなど）

マクロライド系抗菌薬

Point

- グラム陽性球菌に対する抗菌作用が中心だが、レジオネラやマイコプラズマなどにも効果があり、急性気管支炎や慢性気管支炎など種々の気道感染症に用いられる。
- 抗菌作用以外にも、抗炎症作用や気道分泌抑制作用などを有する。
- 胆汁や肺への移行性がよい。
- 薬剤耐性を起こしやすいため、適切な服薬を行うことが重要である。

感染症の薬

●作用機序●

- 細菌の蛋白質合成が行われるリボソームの50Sサブユニットに作用し、蛋白質合成を阻害することで細菌増殖を抑え、抗菌活性を発現する。

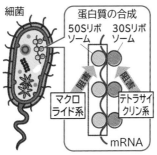

〈抗菌以外の作用〉

- 抗炎症作用：好中球が集まるのを抑え、気道炎症を抑制する。
- 気道分泌抑制作用：気道粘膜の過剰な水分の分泌を抑制し、喀痰量を減らす。
- バイオフィルム産生の抑制作用：細菌はバイオフィルムという膜を作って抗菌薬などの透過を防ぐが、このバイオフィルムを抑制

一般名	剤型・規格
G アジスロマイシン (AZM) 商 ジスロマック	錠 600mg、250mg カ 100mg（小児用） DS 2g、細 10%（100mg） 注 500mg
G エリスロマイシン (EM) 商 エリスロシン	錠 200mg、100mg、顆 20%（200mg） DS 20%（200mg）、10%（100mg） 注 500mg
G クラリスロマイシン (CAM) 商 クラリス、クラリシッド	錠 200mg、50mg DS 10%（100mg）
ジョサマイシン (JM) 商 ジョサマイシン	錠 200mg、50mg DS 10%（100mg）、3%（30mg）
スピラマイシン (SPM) 商 アセチルスピラマイシン	錠 200mg、100mg
フィダキソマイシン (FDX) 商 ダフクリア	錠 200mg
G ロキシスロマイシン (RXM) 商 ルリッド	錠 150mg

して薬の浸透をよくする。
- 慢性緑膿菌気道感染症への作用：慢性気道感染症は最終的に緑膿菌に置き換わる。長時間、薬にさらされると細菌内に薬が蓄積して殺菌作用を示し、細菌が出す病原因子も抑制すると考えられている。

・看護師からのポイント・

- 循環器症状として心室頻拍やQT延長症候群などがあらわれる場合があるため、心疾患をもつ患者への使用は特に注意する。
- EMやCAMは薬物代謝酵素CYP3Aとの複合体形成により、薬物代謝活性を強く阻害する。CYP3Aにより代謝を受ける併用薬は、血中濃度が上昇する危険性があるため注意が必要である（併用を避けるべき）。

●絶対ダメ！●

- 母乳へ移行するため、授乳婦への投与は禁忌となっている。

- ドライシロップや細粒は、酸性飲料（オレンジジュースや炭酸飲料など）と服用すると苦味防止のコーティング加工が破損する。

- クラリスロマイシンはヘリコバクター・ピロリの除菌治療に用いられるが、投与量が多いため下痢等の副作用を発現することが多い。自己判断で投与量や投与期間を変更すると、除菌に失敗する危険が高い。加えて、感染しているヘリコバクター・ピロリが耐性を獲得した場合、二次除菌治療にも失敗する危険性があるため、必ず用法や投与期間の指示を厳守することが極めて重要である。

感染症の薬

テトラサイクリン系抗菌薬

Point

■ 消化管からの吸収にすぐれており、主に内服薬として使われる。
■ ざ瘡（にきび）の治療の比較的長期間使用（外用薬として）されること
　がある。

●作用機序●

- マクロライド系抗菌薬と同じ作用機序をもつが、リボゾームの
  30Sサブユニットに作用して細菌のタンパク合成を阻害する。ヒ
  トのリボゾームは40Sと60Sからなるため、マクロライド系抗菌
  薬やテトラサイクリン系抗菌薬はヒトへのリボゾームには結合せ
  ず、選択毒性にすぐれている。
- 臨床ではリケッチア、クラミジア、マイコプラズマ感染症に用い
  られる。

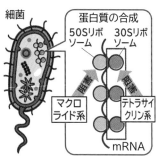

●看護師からのポイント●

- 内服薬として使用されることが多いことから、以下のような併用

一般名	剤型・規格
テトラサイクリン (TC) 商 アクロマイシンV	力 250mg、50mg
デメチルクロルテトラサイクリン (DMCTC) 商 レダマイシン	力 150mg
ドキシサイクリン (DOXY) 商 ビブラマイシン	錠 100mg、50mg
G ミノサイクリン (MINO) 商 ミノマイシン	力 100mg、50mg 錠 50mg、顆 2% (20mg) 注 100mg
チゲサイクリン (TGC) 商 タイガシル点滴静注用	注 50mg

薬がある場合には注意する。

- 鉄、Ca、AlやMgなどのミネラルを含む食品 (牛乳など) や薬 (制酸剤など) と併用すると、胃の中でキレートを形成するために吸入が著しく阻害され、抗菌作用が減弱する可能性がある。そのような食材や薬の服用から十分時間をあけて服用する (2時間以上)。
- 腸内細菌叢の抑制によりビタミンK欠乏が生じるためにワルファリンの作用が増強する場合に注意する。
- また、同様に腸内細菌叢の減少に伴い、経口避妊薬 (低用量ピル) の腸肝循環による吸収抑制による効果減弱が起こる。
- さらには、腸内細菌叢の減少はジギタリス代謝の不活性化を起こすため、ジギタリスの血中濃度の上昇が生じる。

●絶対ダメ！●

- テトラサイクリン系抗菌薬は、「歯牙の着色 (黄染)」「エナメル質形成不全」「一過性の骨発育不全」などが副作用として生じる可能性があるため、小児 (8歳未満) への使用は治療上必要である場合を除き、原則として避けること。

- また胎盤を通過するため、妊婦への使用も原則として避ける。
- チゲサイクリンは比較的新しい薬であるため、耐性菌の発現を抑えるため、以下のような使用制限を遵守することが重要である。
  - β-ラクタム系、フルオロキノロン系及びアミノ配糖体系のうち2系統以上に耐性を示した菌株であり、抗菌活性を示す他剤が使用できない場合にのみ使用すること。
  - 緑膿菌に対して抗菌活性を示さないため、緑膿菌との重複感染が明らかである場合、抗緑膿菌作用を有する抗菌薬と併用すること。

ニューキノロン系抗菌薬・キノロン系抗菌薬

❶ニューキノロン系抗菌薬　❷キノロン系抗菌薬

Point

■ ニューキノロン（フルオロキノロン）系抗菌薬は、抗菌薬のなかでも1980年代以降に開発され、従来のペニシリン系、セフェム系、マクロライド系抗菌薬と全く異なった作用機序により殺菌作用を示す。
■ 幅広い抗菌スペクトルを有するため、尿路感染症、腸管感染症、呼吸器感染症など幅広い感染症に適応をもっている。
■ 緑膿菌を含むグラム陰性菌に強い抗菌活性を示し、グラム陽性菌にも有効である。
■ 作用は濃度依存的なので、長時間にわたり菌に薬物を接触させるよりも、短時間に高濃度で薬物を菌に接触させるほうが効果的である。

•作用機序•

• 細菌のDNAの複製時に働く酵素のDNAジャイレースとトポイソメラーゼⅣの活性を阻害することで、細菌のDNA合成を抑制して殺菌する。
• 阻害される酵素は、細菌の種類によって異なり、大腸菌ではDNAジャイレース、黄色ブドウ球菌ではトポイソメラーゼⅣである。

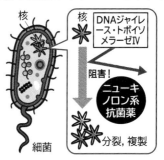

189

一般名	剤型・規格
❶ 🄶 シプロフロキサシン (CPFX) 🄬 シプロキサン	錠 200mg、100mg
🄶 オフロキサシン (OFLX) 🄬 タリビッド	錠 100mg
🄶 シタフロキサシン (STFX) 🄬 グレースビット	錠 50mg、 細 10%（100mg） 注 400mg、200mg
🄶 トスフロキサシン (TFLX) 🄬 オゼックス、トスキサシン	錠 150mg、75mg、 60mg（小児用）
🄶 ノルフロキサシン (NFLX) 🄬 バクシダール、バスティーン	錠 200mg、100mg
プルリフロキサシン (PUFX) 🄬 スオード	錠 100mg （プロドラッグのため活性本体として）
パズフロキサシン (PZFX) 🄬 パズクロス、パシル	注 500mg、300mg
モキシフロキサシン (MFLX) 🄬 アベロックス	錠 400mg
🄶 レボフロキサシン (LVFX) 🄬 クラビット	錠 500mg、250mg、 細 10%（100mg）、 注 500mg
ロメフロキサシン (LFLX) 🄬 バレオン	錠 200mg 力 100mg
ガレノキサシン (GRNX) 🄬 ジェニナック	錠 200mg
ラスクフロキサシン (LSFX) 🄬 ラスビック	錠 75mg
ナジフロキサシン (NDFX) 🄬 クアチム	軟 クリーム ローション 1%
❷ 🄶 ピペミド酸 (PPA) 🄬 ドルコール	錠 250mg
ラスクフロキサシン (LSFX) 🄬 ラスビック	錠 75mg

- QT延長を起こす薬物があるため（特にモキシフロキサシン：商品名 アベロックス）心血管系疾患をもつ患者への投与では特に注意が必要である。

- ニューキノロン系抗菌薬はNSAIDsとの併用により痙攣を誘発する場合があるので注意する。

- 金属カチオン（陽イオンとなる金属分子：鉄、Ca、Mg、Alなど）を含有する製剤（制酸剤など）と併用すると、キレート形成により吸収が著しく低下する。併用する場合には必ず2時間以上間隔をあける必要がある。

感染症の薬

- 耐性菌の発生予防のため、抗菌薬選択の基本である「デ・エスカレーション（de-escalation）：抗菌スペクトルの狭いものを可能な限り選択すること」にのっとり、安易に漫然と長期間の使用は避ける。

その他の抗菌薬

❶オキサゾリジノン系抗菌薬　❷サルファ剤　❸ST合剤

Point

- オキサゾリジノン系抗菌薬は、グラム陽性球菌に対する抗菌活性を選択的に示すことから、MRSA（メチシリン耐性黄色ブドウ球菌）やVRE（バンコマイシン耐性腸球菌）などの耐性菌に対しても有効である。

- サルファ剤は代謝されて有効成分である5-ASAに変換され、抗炎症作用を発現する。

- ST合剤は、スルファメトキサゾール（S）とトリメトプリム（T）の合剤である。

●作用機序●

オキサゾリジノン系抗菌薬

- 細菌の蛋白合成に必要なリボソームの50Sサブユニットに結合し、蛋白合成を阻害することで抗菌活性を発現する。

サルファ剤

- サラゾスルファピリジンは体内で代謝され、スルファピリジンとメサラジン（5-アミノサリチル酸：5-ASA）に変換される。サルファ剤の抗炎症作用はメサラジンによるものである。

- サルファ剤の活性酸素除去作用やロイコトリエン生成抑制作用は、炎症性腸疾患の治療に用いられている（詳細は「炎症性腸疾患治療薬（1）」参照）

ST合剤

- 細菌増殖に必要なDNA複製では葉酸が材料として用いられる。ST合剤の成分であるスルファメトキサゾールは葉酸（ジヒドロ葉酸）合成に必要な酵素を阻害し、トリメトプリルは葉酸を活性

一般名	剤型・規格
❶ テジゾリド (TZD) 商 シベクトロ	錠 200mg 注 200mg
G リネゾリド (LZD) 商 ザイボックス	錠 600mg 注 600mg
❷ G サラゾスルファピリジン 商 サラゾピリン 商 アザルフィジンEN	錠 500mg、250mg 坐 500mg
❸ スルファメトキサゾール/トリメトプリム (SMX/TMP：ST) 商 バクタ 商 バクトラミン 商 ダイフェン	配合錠 SMX 400mg/TMP 80mg 配合顆 SMX 400mg/TMP 80mg 注 SMX 400mg/TMP 80mg

感染症の薬

化させる酵素を阻害することで、細菌のDNA複製を阻害し抗菌活性を示す。

•看護師からのポイント•

• ST合剤の使用中に生じる重大な副作用に血液障害がある。血液凝固系障害の初期症状には軽い出血症状がある。「鼻血が出やすい」「あざ（内出血）ができやすい」「歯ぐきから血がよく出る」など、患者からの何気ない訴えに重大な副作用のシグナルが隠れている可能性に注意が必要である。

•絶対ダメ！•

• オキサゾリジノン系抗菌薬はMRSAやVREに対する「最終兵器」であるため、さらなる耐性菌を絶対に発現されないためにも、de-escalation（デ・エスカレーション）に基づく適切な使用を行う。

〈de-escalation (デ・エスカレーション) とは〉

日本版敗血症診療ガイドラインによると、de-escalationの定義を「病原菌と抗菌薬感受性判明後は可及的早期に、狭域／単剤の薬剤へと変更した標的治療を施行する」としている。

抗菌薬の選択でペニシリン系から開始して、効果がなければより抗菌スペクトラムの広いセ

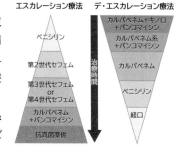

フェム系へ変更し、それでも効果がなければさらにカルバペネム系に…。

このような選択方法（従来の）をエスカレーション療法と呼ぶ一方で、最初に広いスペクトラムの抗菌薬を用い、培養結果と臨床的効果を考慮して不要な抗菌薬の中止や、より狭いスペクトラムの抗菌薬への変更をしていくことをデ・エスカレーション療法という。

抗インフルエンザ治療薬

❶ノイラミニダーゼ阻害薬　❷その他

Point

■ インフルエンザウイルスが原因で発症するインフルエンザ感染症では、高熱や関節痛など通常の風邪症候群より強い症状を引き起こす。

■ 抗インフルエンザ治療薬は、インフルエンザウイルスの細胞への感染や細胞内での増殖、細胞からのウイルス放出などを阻害し、体内でのウイルス増殖を抑えて治療効果を現す。

■ 現在、さまざまな剤型があるため、用途に応じて適切な剤型の選択が必要である。

●作用機序●

- 細胞内で新たに増殖したインフルエンザウイルスが細胞から放出される際、ノイラミニダーゼという酵素により細胞から遊離される。ノイラミニダーゼ阻害薬は、ウイルスの細胞からの遊離抑制により、ウイルスを細胞表面に留まらせ、体内でウイルスが拡散するのを抑えることでインフルエンザを治療する。

- アマンタジンは、細胞内に侵入したウイルスが増殖をするため遺伝情報（インフルエンザウイルスの場合RNA）をウイルスの殻から細胞内に放出（脱殻）する過程を阻害し、ウイルス増殖のためのRNA合成や蛋白合成の過程に進むことを抑制する。

- バロキサビルは、感染した細胞内でウイルスのmRNA合成を阻害することでウイルス増殖を抑制する。

- ファビピラビルは、インフルエンザウイルスが増殖のために感染細胞の核内で自分のRNAを複製させるのを阻害して抗ウイルス作用を発現する。

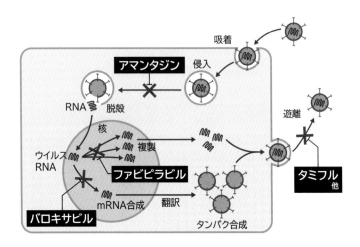

一般名	剤型・規格
❶ G オセルタミビル 商 タミフル	カ 75mg DS 3%
ザナミビル 商 リレンザ	吸入薬 5mg
ペラミビル 商 ラピアクタ	点滴注 300mg、150mg
ラニナミビル 商 イナビル	吸入粉末剤 20mg 吸入懸濁 160mg
❷ G アマンタジン 商 シンメトレル	錠 100mg、50mg 細 10%（100mg）
バロキサビル 商 ゾフルーザ	錠 20mg、10mg
ファビピラビル 商 アビガン	錠 200mg

- 小児・未成年者では、インフルエンザに伴う高熱発現時に異常行動が発現する可能性があるため、抗インフルエンザ薬の服用の有無を問わず、少なくとも2日間の注意深い保護者等の観察が必要である。
- インフルエンザ感染時には高熱の発現を伴うため、脱水とならないように水分摂取が適切に行われていることに注意が必要である。

●絶対ダメ！●

- インフルエンザ感染時には高熱が発現するが、解熱にはアセトアミノフェンの使用が推奨されている。アスピリン（アセチルサリチル酸）、ジクロフェナクナトリウム、メフェナム酸などのNSAIDsは、インフルエンザ脳炎・脳症などを合併する危険性から禁忌となっている。
- 新型コロナウイルス感染が拡大したときに注目された抗インフルエンザ治療薬のファビピラビル（商品名：アビガン）は、「他の抗インフルエンザウイルス薬が無効又は効果不十分な新型又は再興型インフルエンザウイルス感染症が発生し、本剤を当該インフルエンザウイルスへの対策に使用すると国が判断した場合にのみ、患者への投与が検討される医薬品」として承認された医薬品であるため、通常のインフルエンザ治療薬と同様に使用することはできない（行政備蓄用）。

感染症の薬

抗 HIV 治療薬（1）

❶核酸系逆転写酵素阻害薬　❷非核酸系逆転写酵素阻害薬
❸プロテアーゼ阻害薬　❹CCR5 阻害薬　❺HIV インテグラーゼ阻害薬

Point

- ヒト免疫不全ウイルス（HIV）は、免疫機能に重要なリンパ球やマクロファージに感染し、免疫機能を破壊することでHIV感染症を発現させる。
- HIVは感染細胞内で自分のRNA遺伝子を脱殻させ、DNAに変換（逆転写）した後で宿主DNAに組み込む。
- 感染細胞のDNAに組み込まれたHIV情報により、細胞内の材料が利用されてHIVのRNA複製、蛋白合成が行われてHIVは増殖する。

●作用機序●

HIVが細胞に感染し、増殖する以下の過程をそれぞれ阻害して抗HIV作用を発現する。

- CCR5阻害薬：HIVと細胞表面のケモカイン受容体CCR5との結合を阻害してHIVの細胞内への侵入を抑制（感染防御）する。
- 核酸系逆転写酵素阻害薬・非核酸系逆転写酵素阻害薬：HIVのRNAが逆転写酵素によってDNAにする過程を阻害することで抗HIV作用を示す。
- HIVインテグラーゼ阻害薬：逆転写によってつくられたHIVのDNAを感染細胞DNAに組み込むときに必要な酵素（インテグラーゼ）を阻害してHIVの感染成立を抑制する。
- プロテアーゼ阻害薬：感染細胞内で合成されたHIVの蛋白質からウイルスの最終的な形に組み立てられる過程で必要な酵素（プロテアーゼ）阻害して感染性ウイルスの完成を阻害する。

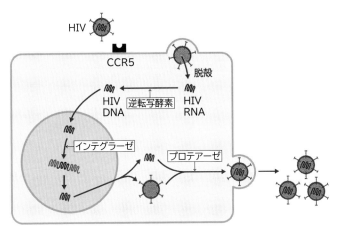

●看護師からのポイント●

- 複数の薬物の配合剤が多数あるため、薬剤の大きさ、錠剤数、食事との関連、服薬回数、副作用などの点から最適な薬剤の選択が可能であるため、自己判断で服薬を中止せずに必ず相談するように説明する。

●絶対ダメ！●

- 服薬の自己中断は、耐性ウイルス発現の問題もあるため絶対にしてはいけない。

一般名	剤型・規格
❶ アバカビル (ABC) 商 ザイアジェン	錠 300mg
エムトリシタビン (FTC) 商 エムトリバ	カ 200mg
ジドブジン (AZT) 商 レトロビル	カ 100mg

一般名	剤型・規格
❶ テノホビル ジソプロキシル (TDF) 商 ビリアード	錠 300mg
ラミブジン (3TC) 商 エピビル	錠 300mg、150mg
❷ エトラビリン (ETR) 商 インテレンス	錠 100mg
エファビレンツ (EFV) 商 ストックリン	錠 600mg、200mg
ドラビリン (DOR) 商 ピフェルトロ	錠 100mg
ネビラピン (NVP) 商 ビラミューン	錠 200mg
リルピビリン (RPV) 商 エジュラント	錠 25mg
❸ アタザナビル (ATV) 商 レイアタッツ	カ 200mg、150mg
ダルナビル (DRV) 商 プリジスタ	錠 600mg **ナイーブ**錠 800mg
ホスアンプレナビル (FPV) 商 レクシヴァ	錠 700mg
ネルフィナビル (NFV) 商 ビラセプト	錠 250mg
リトナビル (rtv) 商 ノービア	錠 100mg
❹ マラビロク (MVC) 商 シーエルセントリ	錠 150mg
❺ ドルテグラビル (DTG) 商 テビケイ	錠 50mg
ラルテグラビル (RAL) 商 アイセントレス	錠 600mg、400mg

抗 HIV 治療薬（2）

配合剤

Point

■ 現在のHIV治療は、異なる作用機序の薬物による併用療法が主流となっている。

■ 推奨される薬剤の組み合わせは、
核酸系逆転写酵素阻害薬（NRTI）2剤＋
　　　　　　　　　　非核酸系逆転写酵素阻害薬（NNRTI）1剤
NRTI 2剤＋プロテアーゼ阻害薬（PI）1剤（少量のRTV併用）
NRTI 2剤＋インテグラーゼ阻害薬（INSTI）1剤
である。

- 推奨される併用療法に対し、さまざまな配合剤が販売されている、
- 表中の作用機序の略語は以下のものを表す。
  ヌクレオシド系逆転写酵素阻害剤（NRTI）
  非ヌクレオシド系逆転写酵素阻害剤（NNRTI）
  プロテアーゼ阻害剤（PI）
  インテグラーゼ阻害剤（INSTI）
  CCR5阻害剤（CCR5I）
  薬物動態学的増強因子（ブースター）のコビシスタット：CYP3A阻害薬
- 多くのHIV治療薬は薬物代謝酵素のCYP3Aによって代謝を受ける。この薬物代謝酵素を阻害する薬物を配合することで高い血中濃度を長時間維持できる（ブースター効果）。

一般名	剤型・規格
ジドブジン (AZT) /ラミブジン (3TC) 囲 コンビビル配合錠	AZT 300mg（NRTI） 3TC 150mg（NRTI）
G ラミブジン (3TC) /アバカビル (ABC) 囲 エプジコム配合錠	3TC 300mg（NRTI） ABC 600mg（NRTI）
エムトリシタビン (FTC) /テノホビル アラフェナミド (TAF) 囲 デシコビ配合錠	HT：FTC 200mg/TAF 25mg LT：FTC 200mg/TAF 10mg FTC（NRTI）/TAF（NRTI）
エムトリシタビン (FTC) /テノホビル ジソプロキシル (TDF) 囲 ツルバダ配合錠	FTC 200mg（NRTI） TDF 300mg（NRTI）
ラミブジン (3TC) /ドルテグラビル (DTG) 囲 ドウベイト配合錠	3TC 300mg（NRTI） DTG 50mg（CCR5I）
リルピビリン (RPV) /ドルテグラビル (DTG) 囲 ジャルカ配合錠	RPV 25mg（NNRTI） DTG 50mg（CCR5I）
ロピナビル (LPV) /リトナビル (rtv) 囲 カレトラ配合錠、配合内用液	LPV 200mg（PI） rtv 50mg（PI）
ダルナビル (DRV) /コビシスタット (COBI) 囲 プレジコビックス配合錠	DRV 800mg（PI） COBI 150mg（ブースター）
エムトリシタビン (FTC) /テノホビル アラフェナミド (TAF) /リルピビリン (RPV) 囲 オデフシィ配合錠	FTC 200mg（NRTI） TAF 25mg（NRTI） RPV 25mg（NNRTI）
エムトリシタビン (FTC) /テノホビル ジソプロキシル (TDF) /リルピビリン (RPV) 囲 コムプレラ配合錠	FTC 200mg（NRTI） TDF 300mg（NRTI） RPV 25mg（NNRTI）
エムトリシタビン (FTC) /テノホビル アラフェナミド (TAF) /ビクテグラビル (BIC) 囲 ビクタルビ配合錠	FTC 200mg（NRTI） TAF 25mg（NRTI） BIC 50mg（INSTI）
ドルテグラビル (DTG) /アバカビル (ABC) /ラミブジン (3TC) 囲 トリーメク配合錠	DTG 50mg（CCR5I） ABC 600mg（NRTI） 3TC 300mg（NRTI）
エムトリシタビン (FTC) /テノホビル アラフェナミド (TAF) /エルビテグラビル (EVG) /コビシスタット (COBI) 囲 ゲンボイヤ配合錠	FTC 200mg（NRTI） TAF 10mg（NRTI） EVG 150mg（INSTI） COBI 150mg（ブースター）

一般名	剤型・規格
エムトリシタビン (FTC) / テノホビル ジソプロキシル (TDF) / エルビテグラビル (EVG) / コビシスタット (COBI) 商スタリビルド配合錠	FTC 200mg（NRTI） TDF 300mg（NRTI） EVG 150mg（INSTI） COBI 150mg（ブースター）
エムトリシタビン (FTC) / テノホビル アラフェナミド (TAF) / ダルナビル (DRV) / コビシスタット (COBI) 商シムツーザ配合錠	FTC 200mg（NRTI） TAF 10mg（NRTI） DRV 800mg（PI） COBI 150mg（ブースター）

感染症の薬

抗ウイルス薬

❶抗ヘルペス薬　❷サイトメガロウイルス感染症治療薬

Point

- 単純疱疹（HSV）、水痘、帯状疱疹（HZV）などはヘルペスウイルスが原因の疾患であり、帯状疱疹は、子どもの時に罹った水痘（みずぼうそう）のHSVウイルスが、神経細胞内に持続感染し、免疫力が低下した際に活性化されて発症する。
- HSVとHZVは同じヘルペス属のウイルスなので、治療量は異なるが同じ抗ウイルス薬が用いられる。
- サイトメガロウイルス（CMV）感染症は、免疫低下状態での感染により肺炎、網膜炎などを発症する危険がある。
- これらはDNAウイルスに分類されるため、増殖にはDNAを複製する。

●作用機序●

- 抗ウイルス薬の多くは、DNA複製に必要なDNAポリメラーゼという酵素を阻害して複製を止めてウイルスの分裂・増殖を抑える。
- アメナメビルはウイルスのDNA複製時に行うDNA二本鎖を一本鎖にほどく酵素（ヘリカーゼ）やDNA複製で必要なRNAプラ

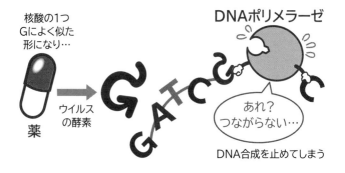

核酸の1つ
Gによく似た
形になり…

薬

ウイルス
の酵素

DNAポリメラーゼ

あれ？
つながらない…

DNA合成を止めてしまう

一般名	剤型・規格
❶ **G** アシクロビル **商** ゾビラックス	**錠** 400、200mg、**内服ゼリー** 200mg **顆** 40%、**DS** 80% **点滴用** 250mg、**クリーム**・**軟** 5%
アメナメビル **商** アメナリーフ	**錠** 200mg
G バラシクロビル **商** バルトレックス	**錠** 500mg **顆** 50%
G ビダラビン **商** アラセナA	**クリーム**・**軟** 3% **点滴用** 300mg
G ファムシクロビル **商** ファムビル	**錠** 250mg
❷ ガンシクロビル **商** デノシン	**点滴用** 500mg
バルガンシクロビル **商** バリキサ	**錠** 450mg、**DS**
ホスカルネット 商 ホスカビル注	**点滴用** 24mg/mL
ホスフェニトイン **商** ホストイン静注	**注** 750mg
レテルモビル **商** プレバイミス	**錠** 240mg **点滴用** 240mg

感染症の薬

イマー合成を行う酵素（プライマーゼ）を阻害して抗ウイルス作用を発現する新しい薬である。

•看護師からのポイント•

- 抗ヘルペス薬の投与中は、腎機能に注意することが重要。尿量の減少やむくみ（靴がきつくなる）などの症状がみられた場合は、必ず医師に連絡するように指導する。
- サイトメガロ感染症治療薬は、薬剤の投与量を腎機能に応じて調整しなくてはならないため、患者さんからの腎機能に関する聴取は重要である。

●絶対ダメ！●

- 動物実験で催奇形性が確認されていることや、母乳への移行があるため、妊婦・授乳婦への投与は禁忌となっている。

抗真菌薬（1）
深在性抗真菌薬・深在表在抗真菌薬

❶ホリエンマクロライド系　❷キャンディン系　❸アゾール系
❹アリルアミン系　❺フッ化ピリミジン系

Point

■ 真菌は細菌と違って核膜を持つ真核細胞で、ヒトとの類似性が高い。
一般に病原性は弱いが、日和見真菌感染症では生体側の抵抗力が低
下している場合には、致死的感染になることもある。

■ 抗真菌薬には、深在性真菌症（消化管など内臓に感染）と表在性真菌
症（皮膚・爪や粘膜に感染）に作用するものがある。

■ 深在性真菌症には主に注射剤や経口薬などの全身性に投与される抗
真菌薬が選択される。

■ 粘膜カンジダ症は表在性真菌症になるが、フルコナゾールやイトラコ
ナゾールなどの経口薬が用いられる場合がある。

●作用機序●

- ホリエンマクロライド系やアゾール系抗真菌薬は、真菌細胞の細
胞膜を構成している脂質成分（エルゴステロール）と結合して細
胞膜を不安定にすることで細胞質の成分を濾出させて抗真菌作用
を発現する。

- アリルアミン系は、細胞膜の脂質成分であるエルゴステロールの
生合成を阻害し、細胞膜の障害を引き起こすことにより抗真菌作
用を現す。

- キャンディン系は多くの真菌の細胞壁形成に必要な1,3-β-D-glucan
という多糖成分の生合成を阻害して抗真菌作用を発現する。

- フッ化ピリミジン系（フルシトシン）は真菌細胞内に取り込まれ

一般名	剤型・規格
❶ アムホテリシンB 商 アムビゾーム、ファンギゾン 商 ハリゾン	錠 100mg シロップ 100mg/mL 点滴用 50mg
❷ カスポファンギン 商 カンサイダス	点滴用 70mg、50mg
Ｇ ミカファンギン 商 ファンガード	点滴用 75mg、50mg、25mg
❸ Ｇ フルコナゾール 商 ジフルカン	カ 100mg、50mg DS 40mg、10mg 注 100mg、50mg
ホスフルコナゾール 商 プロジフ	注 8%（5mL、2.5mL、1.25mL）
Ｇ ボリコナゾール 商 ブイフェンド	錠 200mg、50mg DS 40mg、 注 200mg
ミコナゾール 商 フロリード、オラビ	錠 50mg、経ログル 2% 注 200mg
Ｇ イトラコナゾール 商 イトリゾール	カ 50mg、内用液 1% 注 1%
❹ Ｇ テルビナフィン 商 ラミシール	錠 125mg
❺ フルシトシン 商 アンコチル	錠 500mg

た後、5-フルオロウラシル（抗がん剤の5 FU）となり、核酸合成の阻害により抗真菌作用を示す。

●看護師からのポイント●

- 抗真菌薬の多くは、薬物代謝酵素を阻害するものが多い。特にアゾール系の抗真菌薬には、約半数の医薬品の代謝に関与しているCYP3Aを強く阻害するものがあるため、併用する場合には医師に相談することが重要である。

- 他院（皮膚科）などで爪白癬などに対する抗真菌薬の内服治療を行った場合、既存の治療薬の代謝に影響（代謝の阻害など）が出たことによる作用の増強や副作用の発現が起こる可能性がある。患者にとっては「たかが水虫」かもしれないが、薬物相互作用には危険なものもあるため、他院の受診や薬局などでの薬の購入を確認することは重要である。

●絶対ダメ！●

- 複数の薬物代謝酵素を阻害し、さまざまな併用薬の血中濃度の上昇を引き起こすため、抗真菌薬には併用禁忌の薬物が多い。QT延長や致死的な心室性不整脈である torsades de pointes の発現や（キニジン）、呼吸抑制や過鎮静（トリアゾラム）、肝機能障害（アスナプレビル、ダクラタスビル・アスナプレビル・ベクラブビル配合錠）など併用禁忌の薬物も多いため、添付文書により併用禁忌薬物の確認が重要である。

抗真菌薬（2）
表在性抗真菌薬

❶イミダゾール系　❷モルホリン系　❸アリルアミン系
❹ベンジルアミン系　❺チオカルバメート系　他. その他

Point

■ 皮膚真菌症は表在性真菌症の代表的な疾患であり、白癬菌やカンジダ
などが原因となって発症する。
■ 表在性真菌症の治療には外用抗真菌薬が使用される。
■ 表在性真菌症は病変部位や状態に多様性があるため、軟膏、クリーム、
ローション、液剤など、さまざまな剤型がつくられている。
■ 腟カンジダ症はホルモン異常や免疫低下を原因として、主にカンジダ
の腟内増殖により発症する。

●作用機序●

• エルゴステロールは真菌細胞膜の構成に必要な成分（脂質）である。抗真菌薬は、エルゴステロールの合成経路のさまざまな過程を阻害することで抗真菌作用を現す。

●看護師からのポイント●

• 外用腟剤には成分が同じでも「1日1回」と「週1回」など使用方法が異なるものがあるので、使用方法を正しく理解することが重要である。
• 足白癬の治療は、患部のケアが大事であることを患者に十分理解させることは有効な治療を得るために重要。
• 清潔に保つこと、通気性の確保、感染予防（家族等への）、指示通りの薬の使用を心がけるように指導する。

一般名	剤型・規格
❶ **G** イソコナゾール **商** アデスタン	**膣錠** 300mg **クリーム** 1%
ネチコナゾール **商** アトラント	**軟** 1%、**外用液** 1% **クリーム** 1%
オキシコナゾール **商** オキナゾール	**膣錠** 600mg、100mg **クリーム** 1%、**外用液** 1%
G クロトリマゾール **商** エンペシド	**膣錠** 100mg、**トローチ** 10mg **クリーム** 1%、**外用液** 1%
G ケトコナゾール **商** ニゾラール	**クリーム** 2%、**ローション** 2%
スルコナゾール **商** エクセルダーム	**クリーム** 1%、**外用液** 1%
G ビホナゾール **商** マイコスポール	**クリーム** 1%、**外用液** 1%
G ミコナゾール **商** フロリード	**膣坐剤** 100mg、**クリーム** 1%
G ラノコナゾール **商** アスタット	**軟** 1%、**クリーム** 1%、**外用液** 1%
ルリコナゾール **商** ルコナック、ルリコン	**爪外用液** 5% **軟** 1%、**クリーム** 1%、**外用液** 1%
❷ アモロルフィン **商** ペキロン	**クリーム** 0.5%
❸ **G** テルビナフィン **商** ラミシール	**クリーム** 1%、**外用液** 1% **外用スプレー** 1%
❹ **G** ブテナフィン **商** メンタックス、ボレー	**クリーム** 1%、**外用液** 1% **外用スプレー** 1%
❺ リラナフタート **商** ゼフナート	**クリーム** 2%、**外用液** 2%
他 エフィナコナゾール **商** クレナフィン	**爪外用液** 10%
トルナフタート **商** ハイアラージン	**軟** 2%、**外用液** 2%
ホスラブコナゾール **商** ネイリン	**カ** 100mg

感染症の薬

- 病変が広範囲な場合や角質増殖型の難治症例、爪白癬などに対しては、内服薬治療が行われる場合がある。抗真菌薬には併用薬との薬物相互作用が生じる可能性が高いものが多いため、患者の自己判断で他院から処方してもらうようなことは決してしてはいけない。

- 腟カンジダ症に対する一般用医薬品（市販薬）が薬局で購入可能であるため、自己判断で購入・使用することが可能であるが、抗真菌薬の使用は適切な診断に基づいて使用されなくてはならないことから、必ず医師の診察を受けた後で医師から指示された成分を含有する品目を購入することが重要である。

さくいん

217

227

看護のための薬のガイドブック

2020年7月25日　　第1版第1刷発行

監修者	内田直樹 <ruby>ウチ ダ ナオ キ</ruby>
発行人	中村雅彦
発行所	株式会社サイオ出版
	〒101-0054
	東京都千代田区神田錦町3-6　錦町スクウェアビル7階
	TEL 03-3518-9434　　FAX 03-3518-9435

カバーデザイン	Anjelico
カバーイラスト	前田まみ
DTP	マウスワークス
本文イラスト	井出三左雄、さぼてん、㈱中央美術、日本グラフィックス
印刷・製本	株式会社朝陽会

ISBN 978-4-907176-91-4　　　　　　　　　　　　Ⓒ Naoki Uchida
●ショメイ：カンゴノタメノクスリノガイドブック
乱丁本、落丁本はお取り替えします。